◎ 吴海标　潘小霞　韦立富　主编

本书由朱琏嫡传弟子、全国名老中医韦立富操作演示

朱琏针灸手法图解

ZHULIAN
ZHENJIU
SHOUFA
TUJIE

广西科学技术出版社

U0235336

图书在版编目（CIP）数据

朱琏针灸手法图解 / 吴海标，潘小霞，韦立富
主编. 一南宁：广西科学技术出版社，2020.4（2024.4重印）
ISBN 978-7-5551-1278-5

Ⅰ.①朱… Ⅱ.①吴… ②潘… ③韦… Ⅲ.①针灸
疗法—图解 Ⅳ.①R245-64

中国版本图书馆CIP数据核字（2020）第049777号

ZHULIAN ZHENJIU SHOUFA TUJIE

朱琏针灸手法图解

吴海标　　潘小霞　　韦立富　主编

策　　划：池庆松	责任编辑：朱　燕
责任校对：夏晓雯	美术编辑：韦娇林
责任印制：韦文印	

出 版 人：卢培钊	出版发行：广西科学技术出版社
社　　址：南宁市东葛路66号	邮政编码：530023
网　　址：http://www.gxkjs.com	

经　　销：全国各地新华书店	
印　　刷：北京兰星球彩色印刷有限公司	
开　　本：787 mm × 1092 mm　　1/16	
字　　数：160千字	印　　张：14
版　　次：2020年4月第1版	印　　次：2024年4月第2次印刷
书　　号：ISBN 978-7-5551-1278-5	
定　　价：158.00元	

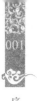

序言一

　　朱琏先生是一名无产阶级先锋战士，又是一位现当代著名的针灸学家。她将自己一生大部分的时光与精力都贡献于现代化的新针灸学事业，致力开展针灸的临床观察、实验研究、教育推广与国际交流，积极改进针灸临床操作规范，推动针灸科研机构的设立，并倡导采用科学方法阐述针灸机制，促进针灸医学的发展进步。其专著《新针灸学》在1951年出版时轰动全国，受到针灸同行的广泛关注和高度评价，对针灸学科的发展起到了极大的推动作用。

　　为了进一步阐述和普及朱琏先生确立的针刺手法，朱琏先生的嫡传弟子、全国名老中医韦立富教授及其团队撰写了《朱琏针灸手法图解》一书。该书图文并茂，深入浅出，对朱琏针灸手法的精髓进行系统的解析与传承，相信每一位读者都能从中获益。

　　朱琏针灸治病机制的基本思维立足于神经科学。20世纪50年代初，中国学者对苏联科学家巴甫洛夫关于高级神经活动学说十分重视。受该学说的启迪，朱琏先生认为针灸需要通过大脑皮层参与作用。朱琏针灸学术思想的精髓与核心包括："针灸之所以能治病，不是直接以外因为对手，主要是由于激发和调整机体内部神经系统的调节机能和管制机能的作用，从而治愈疾病的"，"要对疾病的治疗发生作用，在通常情况下，就必须有中枢神经的最高级部分——大脑皮层的指挥或参与"，"要发挥针灸治疗的效果，必须使针灸对神经起到应有的兴奋或抑制作用，这在临床上是极为重要的"。

依据刺激强度、时间和患者感觉的轻重等因素，朱琏先生将针刺手法分为两种：一种是刺激度较强、时间较长、患者感觉较重的传统"泻法"，称为强刺激，这类强刺激的针刺手法对身体的机能亢进可以起到镇静、缓解、制止和增强正常抑制的作用，因而又称为"抑制法"；另一种是刺激度不强、时间不长、患者感觉也不太重的传统"补法"，这种弱刺激的针刺手法对身体机能低下者可以起到促进、消除过度抑制、唤起正常兴奋的作用，因而又称为"兴奋法"。

朱琏先生率先提出针灸治病离不开大脑皮层高级中枢参与的理论，这堪称是针灸治病机理阐释的一次突破。如今，距《新针灸学》出版已整整68年了，我常思考：假如先生仍然健在的话，在脑科学进步日新月异的今天，她会如何扬弃并充实她的针灸学术理念？兴奋与抑制是神经系统反射活动的一般形式，中枢神经系统参与的稳态调控可能是针灸效应的基本机制。希望韦立富教授及其团队能够适应新潮流，将朱琏先生的学术思想进一步发扬光大，使朱琏先生的学术理念历久而弥新！

韦老希望我给这本书写序，令我诚惶诚恐！2007年，我以中国中医科学院针灸研究所所长的身份拜访了南宁市针灸研究所，与韦老有过一次长时间的交谈。我们所在的两个所都是朱琏先生一手创建的，可谓"南北针灸一线牵"。2009年，在先生100周年诞辰之际，我在敬献的花篮上撰写了一副挽联：一生求索开创针灸研究千秋功业，百年师承标新神经学派芳古英名。这是我对先生毕生学术思想的概括。

我是朱琏先生的忠实学生，以此为序，深表敬意。

2019年6月6日于北京

序言二

朱琏先生，近现代针灸开创者之一，吾之师祖，尤善针灸一道，融古贯今，中西合璧，编著新学，见解独到，启迪后学，备受推崇。师祖立足临床，追求科学，首创实验针灸，建研究所，办学针灸，交流诸邦，为针界之先河。虽至穷乡，精诚所至，金石为开，曾克服诸多困难，创办南宁市七·二一针灸大学和南宁市针灸研究所，为广西培养了一大批针灸人才。

龙生九子，各有所长。立富教授，为人爽朗，性格耿直，于机缘巧合之下，亦曰上天垂眷，入室朱琏前辈门下，为其叩首弟子，终得其法，成果瞩目，硕果累累，获"全国名老中医"之美誉，为桂派针灸之泰斗，更多次受提名成为"国医大师"之候选。

韦老弟子，海标、小霞之属，志在岐黄，得其心法，道日以进，术日以精。为光大师门，治病救人，传承学术，集数十年之经验，历经十个多月的呕心沥血，编纂此书。

本书内容丰富，图文并茂，结构分明，特色明显。韦老系统阐述朱琏针灸理法，亲自示范、展示针灸手法，以飨学者。本书对朱琏针灸进行了总结与反思，尤其对一些常见、多发与疑难病症的治疗颇具特色，是作者教育教学智慧的结晶，更是针灸学术研究的一笔宝贵财富。开卷有益，相信会让更多人得惠于此。

朱琏针灸手法图解

本书内容分五大板块，约16万字。从师门传承到细述理论，从穴位定位到研究应用，从手法要求到临床实操，内容翔实，理论突出，特色鲜明，能直接启发读者的思维，拓宽学者的视野，利于针灸后学者的阅读与理解，利于朱琏针灸学术的传承与创新。吾倍感欣慰，乐以为序。

广西针灸学会会长　范郁山

2019年5月4日

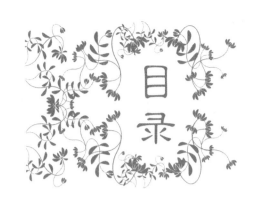

目录

第一章　朱琏与针灸的渊源

第一节　传承针灸

一、朱琏学习针灸的历史背景及经过

朱琏开始学习针灸，可以说既是源于个人对医术的兴趣，又是革命战争的需要。

1909 年，朱琏生于江苏溧阳。那是一个民主共和思潮涌动的年代，国民革命运动正席卷全国。因父亲英年早逝，哥哥自小身体不好，她年少便抱着学医救国的理想，于 1927 年考入苏州志华产科学院。1930 年，朱琏毕业后到上海普善医院工作，担任医院产科主任、司药主任。她个性好强、思想开放，从小骨子里便有着一股不甘于受剥削、受压迫的傲气。她不愿做旧社会的顺民，坚决反对国民党的独裁，结识了进步青年陶希晋同志。1931年，她放弃在上海普善医院稳定的工作，追随陶希晋革命的步伐，到安徽明光镇（现安徽省明光市）当一名中学校医和兼课教员。1932 年，为更好地协助和掩护陶希晋，朱琏来到石家庄，在正太铁路医院当医生。1935 年，她加入中国共产党；1936 年，她辞去正太铁路医院医生职务，自开朱琏诊所。这个诊所实际上是当时中共石家庄市委的地下联络机关，不少地下党员和党的负责同志都在朱琏诊所工作过。党当时交给她的任务是搞好医务工作，扩大朱琏诊所的社会影响；掩护党的工作，并利用看病宣传党的主张；发动群众参加抗日救国运动，组织抗日团体，搞好统一战线工作。除此之外，朱琏还兼任医药卫生副刊《正言报》和妇女副刊《华北民报》的主编，在普及医学知识的同时完成党组织交给她的任务。1937 年七七事变爆发后，朱琏担任石家庄妇女抗日救国会会长，她经常带领群众，走上街头，宣传抗日主

张，发动民众抗日。当时，石家庄的抗日活动非常活跃。9月下旬，她离开石家庄，到山西太行山参加正太铁路工人游击队，开始戎马生涯。不久，朱琏带着自己所有的医疗器械随抗日游击队并入第十八集团军（八路军）129师，受刘伯承师长任命为129师卫生部野战医院院长，负责战地医疗卫生工作。她率领医务人员在战场上救护八路军和友军伤员，被授予"刚毅勇敢"女军医的光荣称号。1939年朱琏因伤转到延安休养治疗，并在马列学院学习。1940年朱琏在延安任工农红军卫生学校（后改为中国医科大学）副校长、代理校长，总卫生部门诊部主任，负责领导陕甘宁边区军民的医疗卫生工作。

　　顺着朱琏前辈这条"医疗＋革命"路线的发展方向，我们绝不会想到她后来的工作会跟传承中医针灸发生关系，然而命运往往在不经意间就发生转变。抗日战争时期，国民党对我党实行"溶共、防共、限共、反共"的反动方针，陆续制定了《限制异党活动办法》《异党问题处置办法》《沦陷区防范共党活动办法》等一系列反共秘密文件。他们表面上与我党联合抗日，实际上却对边区实行经济封锁、贸易限制、特务破坏甚至军事打击等，致使边区物资十分匮乏，医疗物资的运输更是被严令禁止。由于遭受日本帝国主义及国民党顽固派的双重军事包围和经济封锁，边区医疗条件极差，军民及牲畜的生命受到病魔的威胁，边区生产、抗战工作都受到一定的负面影响。当时任作田中医师在延安运用针灸为当地军民治病，治愈率80%以上，在干部和人民群众中信誉很高。中央领导意识到，中医针灸具有经济快捷、简便易行、治疗范围广、副作用小等特点，且疗效明显、节省药品、预防作用大、易于掌握和便于推广，是解决战争时期缺医少药难题的有效方法。1941年4月1日，在陕甘宁边区政府的领导和关怀下，由任作田主持的延安针灸疗病所在马家湾的一口窑洞成立。由于任老医技高超，态度和蔼，服务周到，针灸疗效好，就诊群众日益增多，影响也日益增大。1944年10月，毛主席在陕甘宁边区文教工作者会议的讲话中，针对延安缺医少药的情况，号召学现代医学的医生要团结以中国古代医学为基础的医生，向他们学习并帮助他们提高，防治边区人、畜的疾病，减少死亡。不久，在陕甘宁边区中西医座谈会上，鲁之俊、朱琏等一批边区的西医卫生领导率先拜任作田为师，开始学习针灸。由于朱琏同时兼任行政职务，平时工作比较繁忙，到1945年才真正开始学习和运用针灸，此时她从事西医工作已经15年，已具备丰富的西医临床经验，要完全接受针灸这门医疗技术，必须得经过自己亲身的临床实践验证。1945 年朱琏任晋冀鲁豫边区政府卫生局局长兼边区医院院长，她一边学习针灸理论，一边进行临床实践验证，始终坚持理论联系实际，实事求是地学习，提高针灸技术水平。

二、朱琏针灸的师门传承

任作田（1886—1950），朱琏的恩师，辽宁省辽阳人。出身于耕读之家，少时勤奋读书，21 岁时考任省警察所内勤事务，25 岁患重病卧床，经半年多中医药、针灸治疗，身体逐渐康复，遂好学医术，刻苦攻读医学经典，后又得其恩师姜文远针灸精要和秘传绝技，故擅长针术，遂在家常为村邻治病，得到众人的赞誉。1916 年，他应邀到辽阳达尔罕王旗丈量荒地，该地乃偏僻荒野，无医无药，人们患病后只能向神灵祈祷，听天由命。他利用工余时间以针灸为群众义务疗疾，常常取得意料不到的疗效，群众称他是"针神"。他终年忙碌不堪，甚至节假日也得不到休息。1918 年，他在黑龙江省拜泉县税务总局从事文牍工作，负责安置灾民要务。当时，因水灾之祸导致霍乱等传染病大为流行，他不顾个人安危，日夜操劳，用针灸放血疗法为灾民防治传染病，双手被血迹染红，双目红肿灼痛，仍不停地巡诊于灾民中，挽救了不少垂危患者，赢得民众好评。为此，县署授予他"急公好义"的匾额，各界群众赠他"乐善好施"的旌旗。1937 年，九一八事变后，东北山河沦于日本法西斯的铁蹄之下，人民处于水深火热之中，任作田等大批爱国志士不堪忍受丧权卖国的屈辱和侵略者惨绝人寰的迫害，组织了民众抗日武装力量和红十字会救护队，勇敢地投身于抗日斗争和战场救护中。1941 年，他辗转来到延安成立针灸疗病所，承担陕甘宁边区和其他一些抗日根据地部分医疗和针灸人才的培养任务。任老胸怀坦荡，热烈响应毛主席关于加强中西医团结合作的号召，主动抛开宗派和保守观念，破除门户之见，带头公开医技，主动传艺于人，努力开办医学教育培训班，普及针灸疗法。

任老对自己和学生极其严格，要求不断地练习针灸手法，提高针灸治疗效果。这些针灸手法的练习包括"练心、练指、练法"三个要素。练心，指的是养成专心致志、谨慎细致、对病人高度负责的作风，要练成"针入神入""随气用巧"的功夫。练指，指的是勤练指力。任老生活的时代，针灸的针具是金针，质软，无一定指力的人，无法持针、进针，因此针灸医生必须先练指力。练法，指的是勤练手法。针灸手法是针灸疗效的关键。任老常用的针术有"八法""十术"。"八法"即搓、捻、弹、撅、扪、循、揉、按八种手法。"十术"即进、伸、退、提、卧、捣、摇、拔、扩、复十种进针操作技巧。任老的进针法比较独特。以左手指甲切穴位，然后用食、中二指做"押手"，右手持针柄将针尖放在腧穴上，同时观察患者有无蹙眉、眨眼、躲闪、屏气等表现，或是否呼痛。若有，便将针尖微微移动一点，避开痛处；如患者无痛苦表情，即轻缓地将针捻进。在捻进的过程中，如果针下涩滞，或患者感觉疼痛，则在该处用搓捻、进退、循叩、平补平泻等手法使之松动，然后再行深入，刺之应刺深度。任老的补泻手法沿用古法，以九为阳、六为阴，进九为阳、退六为阴，并以拇指向前捻针九次为阳、为补，拇指向后退捻搓针柄六次为阴、为泻；进九、退六为平补平泻。任老先生把九、六补泻手法娴熟地运用于"八法""十术"之中，以补虚泻实、协调阴阳为治疗的主要目的。

1944年，毛主席等中央领导人倡导中西医要互相取长补短，加强团结合作。"中医要科学化，西医要中医化"是边区当时号召中西医相互学习的口号。任作田在向朱琏、鲁之俊等西医师传授针灸技术的同时，虚心学习现代医学知识，既当老师又当学生。他们相互合作，对针灸疗效的观察和用现代科学方法对针灸原理的探索都取得了重要成果。他们对一些多年因宿疾用西药疗法久治无效，而改以针灸治疗获得良效的患者进行临床观察研究，诸如半身麻痹、顽固痒疹、肺结核盗汗、急慢性肠胃炎、眼结膜炎、咽喉炎、风湿性关节炎等，以及通过对内、外、妇、儿、五官科各科多种病征的观察和探索，证明针灸有增强血液循环、增加白细胞、提高机体抵抗力、调整神经机能、消炎、增强机体新陈代谢的作用，证实针灸是科学的，应该大力倡导的一种疗法。他们在解放战争时期举办了多期针灸培训班，将学术经验融入他们编写的《针灸讲义》中，并且在部队中大力推广，为部队卫生建设发挥了重要作用。

任老的针灸学术观点，尤其是关于进针法和"八法""十术"等具体操作手法，以及针灸在临床观察研究的成果，我们都可以从朱琏的专著《新针灸学》中看到传承、发展和创新。

第二节　推广针灸

　　一种好的方法总是可以极快地得到传播和发扬，尤其是在战争年代。常年的战地经验及临床验证，针灸疗法显现出快捷、简便、神奇的功效，在党中央的领导及指导下，针灸疗法得到快速地推广。一方面由于个人对针灸的兴趣，另一方面也由于自己主持的卫生工作的需要，朱琏对推广针灸疗法倾注了一生的心血。朱琏推广针灸的活动主要分为两个部分：中华人民共和国成立前的针灸推广和中华人民共和国成立后的针灸推广。

一、中华人民共和国成立前的针灸推广

　　延安时期，任作田开展的针灸疗病所的临床实践得到了边区军民及领导的肯定，特别是在任老的指导下，朱琏（图 1.2.1）运用针灸疗法很快治愈了自身的坐骨神经痛。她深受启发，下定决心，立志从事针灸事业，决心研究针灸奥秘并尽心推广针灸疗法。朱琏一方面在边区医院推行针灸疗法，运用针灸为部队官兵和老百姓治病；另一方面广泛收集针灸图书，学习研究并编写讲义，开展普及针灸疗法的教学。很快，边区在任作田所在的针灸疗病所、朱琏所在的晋冀鲁豫边区医

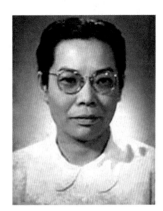

图1.2.1　延安时期的朱琏

院、鲁之俊所在的国际和平医院等成立了多个针灸实践和培训机构，引起了边区医务人员学习针灸的热情。这些机构连续举办多期针灸培训班，为部队和地方培养了大批针灸医生。通过对针灸医术的大力推广，着力加快改变当时缺医少药的状况，边区卫生保健事业获得迅速发展，引起了国内外医学界专家和其他社会人士的密切关注。1946 年 2 月 30 日，美国俄克拉何马州托尔色城的《托尔色星期日世界》杂志发表评论："延安现代医师缺乏惯用的药剂和医具，却凭借神奇的中国五千年古老的医学实践，获得了不寻常的结果，包括脚踏实地地以针来治病者……在八路军中，不少人接受针治，不久就痊愈了，照常回营地工作。"

　　通过几年对针灸的临床运用及教学实践，朱琏积累了丰富的经验。1948 年，在时任华北人民政府主席董必武的支持下，河北省平山县创办华

北卫生学校，聘请朱琏任校长，学校开设妇幼卫生班、助产班、医生急救班和针灸班，每班均设有针灸课程，由朱琏亲自主讲，积极为国家培养针灸医学人才。同时，政府也高度重视朱琏的工作，专门从各地抽调一些优秀的医学院校毕业生，以协助朱琏。

二、中华人民共和国成立后的针灸推广

1949 年 5 月，朱琏随华北人民政府转到首都北京工作，担任中央卫生部妇幼卫生司副司长、中央防疫委员会办公室主任。虽然行政和临床工作繁忙，但她仍心系针灸的推广与传播，力求出版一部既具备科学理论指导，又通俗易懂，且便于推广的针灸学著作。因此，朱琏对自己在华北卫生学校时期编撰的《新针灸学》初稿进行了修订与增补，由人民出版社于 1951 年出版发行。该书囊括了 1945 年到 1950 年 4 月朱琏在针灸理论研究及推广方面的学术精华，是她多年教学讲义和临床实践体会的高度总结。正如中国中医科学院鲁之俊院长所说："这本书，可以说是运用现代科学观点和方法，探索提高针灸技术与完善科学原理的第一部重要著作，影响极其深远。这是朱琏同志对我国针灸医学做出的重要贡献。"

为了大力普及和更好地传播针灸疗法，朱琏不仅在中央人民广播电台开展"我与针灸"的讲座，宣传针灸疗法，还在《人民日报》《光明日报》等报刊上发表文章《针灸疗法的重要性及其原理》《针灸疗法的实验——介绍中央卫生部针灸疗法实验所一年来的工作概况》。三十多年来，她坚持不懈地举办各种类型、不同层次的短期或长期针灸培训班。从华北卫生学校的针灸班到当地基层的赤脚医生针灸培训班，朱琏根据不同的对象，始终坚持亲自编写教材，并亲自授课。1951 年到 1960 年，朱琏开办了第一个"全国高等医学院校针灸师资训练班"和第一个"国际针灸学习班"。当时，苏联、朝鲜、印度、越南和蒙古均有派学者专门来学习针灸技术。1960 年 10 月，朱琏随其丈夫从北京到广西工作，任中共南宁市委常委、南宁市副市长，分管医疗卫生方面的领导工作。1961 年，朱琏创立了南宁市针灸研究组，后改名为针灸门诊部；同年，她受广西卫生厅委托开办了首期"广西针灸培训班"，并为广西"西医学习中医班"的学员们举办针灸专题讲座。1976 年，朱琏创建南宁市针灸研究所，同年，创办南宁市七·二一针灸大学，该校成为全国第一所针灸学校。

据不完全统计，1946 年至 1978 年这 32 年，朱琏亲自举办的各种类型

的针灸培训班就有六七十期，直接培养的人才达 5000 余人。她的学生遍及祖国各地，可谓桃李满天下。很多全国知名中西医结合专家和针灸专家都出自其所创办的针灸培训班。

第三节　研究针灸

朱琏秉持科学、严谨、开放的治学态度，运用唯物辩证主义的思想来研究针灸和提高针灸水平。她认为，中西方医学都是人类的宝库，不可厚此薄彼，中西医结合起来研究才是正途。她将古老的针灸医术从玄术中解脱出来，去伪存真；通过解剖学、神经学，用人体结构和生理功能来解释和研究针灸学，致力把针灸医术科学化和现代化。她研究针灸不仅是研究针灸本身的治病原理和规律，同时还研究针灸的教学和传播规律，她认为它们之间应该可以相互促进，共同提高。朱琏主张将医、教、研相结合，坚持理论联系实际，结合临床实践验证来开展研究。朱琏对针灸的研究主要有三个部分：理论研究、实验研究和实践研究。

一、针灸理论研究

朱琏对针灸的理论研究主要表现在对古代针灸医学图书的收集整理、按现代临床医学的思维和习惯重新编排针灸教学讲义、运用神经生理学的知识来解释针灸的作用与原理、补充穴位的解剖结构、简化和创新针灸的操作手法等。早在延安时期，朱琏就通过各个渠道收集古代和现代与针灸医学相关的图书，来研究针灸治病的原理。从华北卫生学校到中国中医科学院针灸研究所，她更是汇集了针灸学、神经学、生理学等各类优秀人才一起整理和研究针灸理论。朱琏还专门组织了针灸理论编写组，帮忙整理材料，组长是彭庆昭同志，组员有当时任卫校教务主任兼诊断学教员的张殿华同志、解剖学教员甄石度同志、病理学教员燕图南同志、卫生学教员李解同志、生理学教员王雪苔同志（负责编制彩色插图）及卫校门诊部负责针灸的医助杨喆同志，还有卫校针灸班学员代表张景廉、赵焕文两位老针灸医生。他们紧张地工作了几个月，才把原来训练班的讲义整理成了《新针灸学》的初稿。朱琏对针灸理论的研究还贯穿于整个针灸教学及推广活动之中。她正是通过系列的针灸教学实践，寻找到更易于为当代人所接受的方式来阐述和说明针灸理论，并不断总结、修正和完善。正如《礼记·学记》所言："是故学然后知不足，教然后知困。知不足，然后能自反也；知困，然后能自强也。故曰，教学相长也。"

二、针灸实验研究

早在 1948 年，朱琏在华北卫生学校任校长时就开始构思用实验的方法研究针灸，这既是为了科学验证针灸的作用原理，也是为了更好地提高临床疗效。1949 年，她向华北人民政府提出要成立针灸实验机构以开展针灸科学研究的设想。1951 年春，《人民日报》发表了有关针灸治病的系列文章以后，要求针灸治疗者显著增多。为了满足病人的需要，卫生部妇幼卫生工作大队临时开设了一

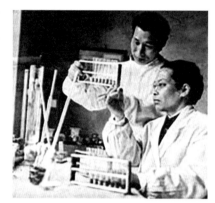

图1.3.1　朱琏早期的针灸实验

个门诊部，由朱琏主持，最初只有 9 人，后增至 13 人。门诊部除治疗大量病人外，还承担筹备建立实验所的工作。1951 年 7 月，政务院文教委员会正式批准在卫生部下建立针灸疗法实验所，共有 28 个编制；8 月 2 日，针灸疗法实验所宣布成立；10 月 20 日，国家卫生部任命卫生部妇幼卫生司副司长朱琏同志兼任所长。1955 年，朱琏在杭州向毛主席汇报针灸疗法实验所的工作时，得到毛主席的充分认可。毛主席说："针灸不是土东西，针灸是科学的，将来全世界人民都要用到它。"当天的晚宴上，毛主席还举杯祝"针灸万岁"。 1955 年 12 月 19 日，在党中央、毛主席和周恩来总理的关怀和支持下，中医研究院宣布成立，针灸疗法实验所改名为"中医研究院针灸研究所"，由鲁之俊任院长，朱琏任副院长兼针灸研究所所长。至 1957 年，针灸研究所工作人员已发展到 106 人，设有 5 个针灸室和 X 光室、化验室、基础研究室（包括生理、生化、解剖）。1960 年，朱琏离开北京，针灸研究所在围绕腧穴的功能解剖以及与神经生理关系研究方面已取得了丰硕的成果。（图 1.3.1）

1960 年 10 月，朱琏因工作调动从北京来到广西，1961 年创立了南宁市针灸研究组，后改为针灸门诊部。1976 年，该门诊部扩建成南宁市针灸

研究所，成为由她主持创立的第二个针灸科研机构。其间，实验虽然受到诸多条件限制，朱琏却始终能保持冷静的思维，一直坚持着她独特的临床实践研究方法，不断修正自己前期总结的针灸理论。1963 年 12 月 14 日，《人民日报》全文转载朝鲜生物学博士金凤汉教授关于"找到经络实体"的论文《关于经络系统》，一时引起国内外的广泛关注。朱琏冷静地看待这场闹剧，对事件只说了一句话——"我倒要看看金凤汉如何下台"。两年后，经络系统实验数据造假的手段被揭露，金凤汉最终以跳楼自杀的方式收场。朱琏凭借大师般的睿智，在广西大力推广针灸治疗的同时，也在南宁针灸研究所带领一批针灸研究团队开展针灸科学研究，其中就包括薛崇成、许式谦、韦立富、王登旗等知名针灸专家。

三、针灸实践研究

朱琏对针灸的实践研究主要分为临床实践和教育实践两个部分。

（一）针灸临床实践

朱琏十分重视针灸临床诊疗工作，她始终坚持实事求是的精神，遵从"实践是检验真理的唯一标准"，认为临床诊疗是验证针灸理论最直接的标准。朱琏最初学习针灸，就是为了减轻陕甘宁边区军民的病痛，所以我们可以看到她为工农兵、机关干部、当地民众针灸的很多例子，就是通过大量的临床病例来体会和验证针灸疗效的。她把针灸当作自己一生的事业，全方位地进行深入研究探讨，锲而不舍地做好每一个细节。我们从《新针灸学》的《医案选录》一文中可以看出，她对病人是如何进行问诊、检查、诊断、治疗、观察的，在后续跟踪过程中，她对病历是如何加以分析、整理、归纳、总结的。她完全是以研究报告的做法来开展日常临床的诊疗活动的。朱琏始终坚守"临床一线"的原则，不管工作如何变动，职位是高是低，她从不脱离临床；公务再繁忙，也坚持看门诊。她看病细心，对高级干部和普通群众态度一样。她总是想方设法寻找机会运用针灸为人民服务。从边区医院门诊部到卫生部妇幼卫生门诊部到针灸研究所门诊部及高干外宾治疗室，再到南宁市公费医疗门诊部，她始终在一线服务。即便在"文化大革命"时期门诊部被查封后，她也依然坚持在住所为人民针灸治病。正如她所说，"做一个医生，首先要知道自己的责任重大。医生的服务对象是人，就要有一颗全心全意为人民服务的心，这不能是一时的想法，要做到一生才行。要让患者见到你以后，病就好了一半"。朱琏为患者服务的大爱精神至今还值得我们每一位医师所称颂、敬仰和学习。

（二）针灸教育实践

朱琏的针灸教育实践主要表现在开创独特的针灸教育理念、多种形式的针灸培训、对接针灸国际化交流与培训。

1.注重实操，强调应用的针灸教育理念

朱琏的针灸教育及培训源于边区对医疗卫生的迫切需要。如何让针灸这一种经济实用的治疗方法快速地在各地普及和推广，成为那个年代的必然要求。当时边区党中央的政策一直在倡导"训练西医，学习中医"，要让边区各卫生室具备一定医学基础的医务人员较快地掌握针灸技术，并且能使用这一门技术为广大军民服务。朱琏对针灸的教育、培训及推广就是在这样的形势要求下开展起来的。同时，她也形成了注重实操、强调应用的针灸教育理念。

1945年，朱琏在任晋冀鲁豫边区政府卫生局局长兼边区医院院长时，躬亲力行，除了在门诊践行针灸，还举办针灸学习班，要求医院的医务人员都要掌握针灸操作技术。1946年，她举办了3期针灸训练班，教学要求主要就是掌握治疗常见病的穴位、进针及操作手法。1949年，朱琏在华北卫生学校时，共开设4个短期训练班：医生班、妇婴卫生班、助产班、针灸班。针灸班除开设针灸主要课程外，还开设生理卫生、细菌、解剖、病理、诊断等课程。针灸课程的内容主要是对孔穴、针术、灸术的讲解。至此，华北卫生学校已形成了以针灸实际操作技术及临床治病应用为主讲内容的培训模式。通过几年开展各种针灸教育实践，朱琏运用教学相长的原理，在全面总结教学工作中不足的同时，还不断丰富和完善自身针灸理论的知识体系，力求更科学、更全面地传播好针灸这一门技术。1951年，《新针灸学》出版发行，我们从中可以很清晰地看到朱琏所做出的努力。这本书除了继承经典针灸著作的孔穴知识，还完全贯彻了全面介绍针灸实际技术操作及临床应用的理念，涵盖了穴位解剖、病理分析、现代诊断及无菌操作等基础医学的理论，较好地对针灸理论进行了科学解读。该书作为针灸教学的主要教材和参考书，被用于历届和各期针灸培训班，有效地指导了学员学习针灸穴位定位、掌握针灸操作技术、运用针灸防治疾病、探讨针灸治病原理和开展针灸临床研究等方面的实践活动。

满足临床实践与教学科研需要，这也是朱琏编写《新针灸学》的初衷和坚持的方向。从朱琏所负责的"全国高等医学院校针灸师资训练班"的教学计划中可见，她对针灸学习的要求为"了解现有的针灸理论，掌握实际操作技术，能独立进行针灸治疗工作和高等医学院校的针灸教研工作"。1976年，朱琏创办我国首个针灸专科培训机构——南宁市七·二一针灸大学。在课程的设置中，我们可以看到她比较重视

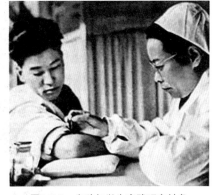

图1.3.2　朱琏与学生实践研究针灸

对针术、灸术及临床应用的讲解。课程还补充病例讨论、经验介绍等临床治病能力的重点内容，其中安排的实习时间约占课程总学时的40%。大量的手把手式实操训练，让学员在较短的时间内熟悉和掌握了针灸治病技术。朱琏这种注重实操、强调应用的针灸教育理念和思路，目前对许多中医专科院校的教学依然具有现实的指导意义。（图1.3.2）

2. 举办多形式针灸培训

为了更好地普及和推广针灸疗法，朱琏主张举办灵活多样的针灸培训班。培养实用型的针灸人才是她一贯所秉持的教育理念。

从边区医院工作时举办的针灸训练班到1949年举办的华北卫生学校的针灸班，再到针灸疗法实

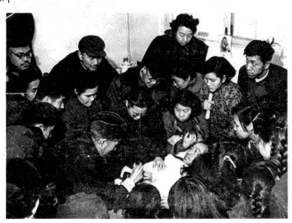

图1.3.3　朱琏开办针灸师资培训班

验所（1955年更名为"针灸研究所"），朱琏先后举办了20多期不同类型的针灸师资培训班（图1.3.3）。较为著名的有"全国高等医学院校针灸师资训练班"和"国际针灸学习班"。其学员主要是来自各地西医医疗卫生单位的医务工作者，他们结业后大多直接回到原单位开展针灸医疗与科研工作。从1961年至1978年，朱琏在广西工作的十余年里，更是积极开展了不同规模、多种形式的针灸培训讲座及学习班等。光是为诸如驻邕空七军地方部队等举

办的航医针灸学习班、为18师54大队基地飞行员举办的针灸学习班等就有多期（图1.3.4），加上针灸专科培训机构——南宁市七·二一针灸大学（图1.3.5），朱琏前后为广西培养了近千名针灸人才。在各部队、单位、群众队伍中举办多形式的针灸培训，体现了朱琏全面推广和普及针灸技术的理念。

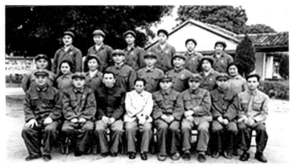

图1.3.4　朱琏为部队开展针灸学习班

3. 促进针灸国际化交流与合作

中华人民共和国成立初期，由于帝国主义对我国实行军事、经济上的

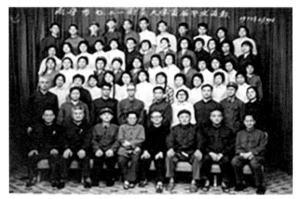

图1.3.5　朱琏开办的第一期七·二一针灸大学

多重封锁，我国对外交流的范围和次数相对有限。在这种时代背景下，探索多形式、多渠道的国际交流，尽可能地寻求和团结友好国家，以打破帝国主义对我国的封锁，成为这一时期外交政策的主要方针。而新中国的成立，吸引了更多国外学者对中国这个有着亘古历史文明的国家的关注。针灸，作为中医文化的优秀代表，它的实用性、神秘性深深地吸引了国外专家。针灸的国际交流就是在这种国际环境下应运而生的。

1951年至1959年，朱琏在国家卫生部针灸疗法实验所开设高干外宾治疗室，为外国友人提供针灸治疗与保健服务。这在当时既是一项特殊的医疗工作，也是一项特殊的外交政治任务。这一时期，到该治疗室体验和就医的有来自苏联、匈牙利、捷克斯洛伐克、罗马尼亚、波兰、越南、印度、印度尼西亚、阿尔及利亚、锡兰（现斯里兰卡）、英国、日本等国家的患者。1953年，朱琏在看到苏联领导人斯大林患脑出血的新闻报道后，立即写信给时任中央书记处办公厅主任杨尚昆同志（并转中央），"请求中央考虑建议苏联以中国针灸疗法来配合治疗"，这一举动不仅体现了朱琏对"针灸外交"的职责，更体现了她对针灸疗效的强大自信。仅 1955 年，针灸疗法实验所就接待了 20 多批次外宾来所参观、考察。此外，朱琏还与苏联、朝鲜、法国、泰国、缅甸等国家的专家在针灸学术上有频繁的书信往来，给他们答疑解惑。

朱琏怀着"使针灸走向世界"的意愿与远见，不断探索针灸国际交流的思路与方法。1956 年至 1957 年，朱琏和她领导下的针灸研究所对 22 名援华苏联医学专家进行了针灸疗法的介绍，为此后针灸疗法在苏联的传播和推广起到了促进作用。1958 年 11 月，苏联医学科学院成立中医委员会，并设立实验室，开展针灸医学等科学研究工作。1959 年 3 月，苏联阿穆尔州医科大学生理助教、内科助教、神经内科助教等 4 人来华学习针灸，由朱琏安排教学，学期 6 个月，包括 3 个月的实习期。针灸所开办的学习培训班还陆续接收来自朝鲜、印度、越南、蒙古等多个国家的团体和个人，这对针灸的国际传播起到了积极的推动作用。（图 1.3.6）

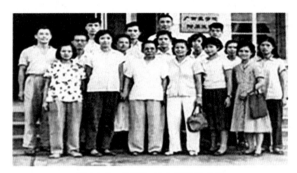

图1.3.6　朱琏与越南留学生合影

第二章　朱琏针灸学术理论体系

朱琏针灸学术理论体系集中体现于《新针灸学》一书，该书主要体现了朱琏要将针灸科学化、现代化和国际化的思想。书中运用新的视角，从现代神经功能的角度阐明了针灸学的基本理论与临床应用。其学术观点运用现代科学的思维方法，对针灸机制的阐明完全立足于巴甫洛夫现代神经生理学的相关知识体系，即以神经（尤其是高级神经中枢）调控学说和针灸治病的三个关键作为该体系的理论核心。

第一节　朱琏关于针灸机理的神经调控理论假说

分析和研究《新针灸学》这本著作，我们可以发现，朱琏针灸治病的基本思维主要立足于现代神经科学原理："针灸之所以能治病，主要是由于它能激发和调整机体内部神经系统，尤其是高级中枢神经系统（包括大脑皮层）的调节机能和管制机能""要对疾病的治疗发生作用，在通常情况下，就必须有中枢神经的最高部分——大脑皮层的指挥或参与""要发挥针灸治疗的效果，必须使针灸对神经起到应有的兴奋或抑制作用，这在临床上是极为重要的""对由知觉与运动神经机能亢进所产生的病，给予强刺激达到制止的目的；对由知觉与运动神经机能麻痹所产生的病，给予弱刺激达到兴奋的目的"……那么，朱琏以上关于针灸机理的神经调控理论的假说及具体运用是怎么产生的呢？它与当时的时代背景又有什么联系呢？

1950年，苏联科学院和苏联医学院召开两院联席会议，会议做出的决议指出，一切生物科学和医学科学都必须以生理学家巴甫洛夫的条件反射理论为指导。中国当时正在全面学习苏联，因而中国医学界也提出"全面学习及应用巴甫洛夫学说"的口号。1951 年 4 月，朱琏在完成《新针灸学》的初版发行以后，将主要精力投入针灸疗法实验所的创建与研究中。实验所早期主要是对针灸疗法临床治疗进行观察研究，随着对苏联先进医学科学知识的学习氛围日益浓厚，疾病机理及病理的分析得以不断深入。特别是在 1952 年 6 月后，朱琏与苏联医学科学院副院长恩·维·柯诺瓦洛夫开始有了不间断的书信往来，从而对苏联生理学家巴甫洛夫的高级神经活动学说有了更进一步的学习和推广。巴甫洛夫对大脑两半球的观察研究表明，"病态发生的基本性机制都是相同的，这就是兴奋过程与抑制过程的冲突"。他用物理弱刺激（包括皮肤刺激）的方法来治疗这种病态，在动物实验中获得较好的效果，从而提出"利用大脑两半球间的抑制作用逐渐发展，以达到大脑两半球间一般破坏平衡的恢复""皮肤的各个点，当然就是大脑皮质里与此相当的各点的投影""抑制过程运动的研究也鲜明地说明皮肤分析器对于生理学家提供的极大利益，因为皮肤分析器是完全可以接近外感受器的表面的"。以上种种关于高级神经活动与体表刺激的成果均被朱琏引用到针灸疗法实验所的研究之中。朱琏认为，巴甫洛夫在实验中所用的刺激方法虽然与针灸不同，但在通过刺激皮肤感受器来调整大脑皮质的平衡障碍这一点上，与针灸疗法在临床研究工作中的情况是完全一致的。显然，巴甫洛夫的高级神经活动学说对针灸疗法的临床与研究工作有很多宝贵的启发。同时，针灸疗法对巴甫洛夫的这一理论，也可以提供更多重要的实证。因此，朱琏领导下的针灸疗法实验所同时也吸引了大批苏联专家学者前来交流与学习，进一步加深了两国之间医学科学的研究合作。

　　1951 年至 1955 年，朱琏在不断地学习和借鉴中医传统理论与现代医学的先进理论，以及更多地积累针灸疗法的临床经验的基础上，引入巴甫洛夫高级神经活动的理论，运用神经调控理论进一步提出针灸治病的原理，并结合针灸疗法实验有关针灸治病关键因素的观察研究结果，较为系统地阐述了从神经调控假说到临床具体运用的关键，初步形成了自己在针灸临床的系统理论模型。我们可以在《新针灸学》（二版）序言中看到朱琏这一学术思想的转化。将针灸现象同高级神经活动的理论紧密地结合起来，既体现了朱琏对当代世界科学研究领域相关理论敏锐的洞察力，也反映出她对研究和提高针灸疗法科学性的急迫心理。因此，她疾声呼吁：我们从事针灸研究和治疗工作的同志，应该在实践中加强对巴甫洛夫学说和有关现代医学技术、理论的学习，并应用它们来挖掘中国几千年传承下来的这项医学遗产——针灸疗法，从而使它得到更进一步的提高和推广。

神经调控理论是如何体现于朱琏针灸临床的具体运用之中的呢？

首先是治病的理念。朱琏借用巴甫洛夫的观点"病态发生的基本性机制都是相同的，这就是兴奋过程与抑制过程的冲突"，认为疾病的产生，主要表现为神经状态的过度兴奋或过度抑制，因此治疗疾病就是要将这种失衡的神经状态重新调整平衡。治病的过程就是调衡的过程。这与传统中医里调整"阴阳平衡""虚实平衡"的理念是完全一致的。可以说，朱琏既发扬了巴甫洛夫的神经调控思路，也继承了传统中医治病的调衡理念。

其次是临证辨病的思路。这一思路主要包含病位分析、病性分析和病机分析三个方面。在病位分析上，朱琏主张将现代疾病分类，按系统、解剖位置、生理功能来进行辨病。从现代生物医学的辨病思路入手，依据西医的检验和检查手段，确定病位所属系统，并根据神经解剖的结构或空间模型，分析病患部位与其在神经关联下的体表部位（穴位）的关系，如"皮肤的各个点，当然就是大脑皮质里与此相当的各点的投影"，此即认为疾病在神经关联下的体表部位（穴位）就是大脑皮质（神经中枢）在皮肤上的投影区或投射区。可以说，朱琏较好地解决了机体内病变与穴位空间关系的问题，并指导了针灸临床的实践与研究。朱琏在总结前人经验的基础上，结合自身大量的临床实践经验，总结和归纳了与人体各系统病变相对应的体表穴位区域。如治疗上呼吸道疾病，取上肢肘关节和肘关节以下后外侧（桡侧）线、手背桡侧线、手掌桡侧线和正中线的穴位，以及口鼻区、颈前区的穴位；治疗肺部疾病，取背部第一至第五胸椎间各线和胸部乳房以上的穴位，以及上肢掌面桡侧线的穴位。朱琏按系统病变归类穴位的方式，首次使针灸跳出了传统中医按经络系统分经辨治的理论框架，较好地将之融入了现代生物医学的范畴。在病性分析上，朱琏主张根据神经调控思路，从神经生理功能的角度来进行疾病状态学分析。神经的状态无非是兴奋、抑制两种，疾病的产生源于这两种状态的失衡，而通过体表部位的针灸刺激，可以调整失衡的神经状态。因此，病性分析的关键，就是要通过症状和体征等疾病信息的综合分析来对这两种状态进行整体的把握。在病机分析上，注重考虑神经对各系统功能的调整作用。如在痛证治疗中，注重神经内分泌致痛物质的调整作用，注重对脏腑功能的促进或抑制作用；在对脏腑的功能性失调病症（如遗尿症、便秘等）的治疗中，除了考虑对同水平节段神经的调整，更强调中枢神经内在调控的协调性。因此，朱琏提出，针灸之所以能治病，主要是由于其能激发和调整机体内部神经系统，尤其能激发和调整高级中枢神经系统（包括大脑皮层）的调节机能和管制机能。

最后是治病的方式和方法。朱琏针灸的思路是按病位分析结果，从神经分布与调控的规律来选用治疗穴位；按病性分析结果，根据针灸的关键因素来确定相应的操作方法（兴奋法或抑制法）；根据人体各系统病变对应体表穴位区域关系来确定选穴区间；根据神经节段性分布的取穴原则选择近治作用的穴位；根据高级中枢神经投射区域的取穴原则，并结合前人的经验用穴来选择远治作用的穴位；根据强弱刺激不同、刺激量及时机等关键因素来规范手法。尤其是在对刺激量的要求上，朱琏更多遵循的是传统意义上"气至有效"和"气至病所"的针灸精髓。这些内容下面我们会分别进行论述。

第二节　针灸治病的三大关键

朱琏及其带领下的针灸疗法实验所，通过对大量临床针灸现象的观察与研究后发现，要想获得更好的疗效，主要与三大关键因素有关，即刺激的手法、刺激的部位和刺激的时机。

一、刺激的手法

朱琏认为，根据高级神经活动的理论，大脑皮层的活动主要是兴奋与抑制两个过程，针灸对神经所起的直接作用，不外乎为达到兴奋和抑制这两个过程而施用的手法。在临床上，影响针灸手法产生结果的因素主要有机体的机能状态，取穴的多少，刺激的强度、时间、频率，患者感觉的轻重，灸法的种类等诸多因素。因此，我们可以大致按以上因素将针灸手法分为抑制法和兴奋法两大类。（详见表 2.2.1）

其中，取穴少、刺激性强、持续时间长、频率快、患者感觉较重，灸法用温和灸或熨热灸 15~30 分钟的方法，叫强刺激。它对于身体机能处于异常兴奋（亢奋）状态的患者，可以起到镇静、缓解、制止和增强正常抑制的作用，因而此法又称为"抑制法"。相反，取穴较多、刺激量不大、时间短暂、患者感觉不太重（或短暂的较重刺激），灸法用雀啄灸 30~50 分钟的方法，叫弱刺激。它对于身体机能处于过度抑制或衰退状态下的患者，可以起到促进机体机能、解除过度抑制、唤起正常兴奋的作用，因而此法又称为"兴奋法"。这两类方法都分为两种类型，即抑制法一型、抑制法二型和兴奋法一型、兴奋法二型。

抑制法一型（简称"抑 I"）：取穴少，只取 1~2 个穴位，刺激性强，频率快，时间长，病人所感到的针感重，患者一般会先在局部产生胀感，而后产生舒适的酸、麻和触电样感觉，如线状向上下或向周围扩散。当要求的针感出现以后，一般留针 30~60 分钟。其间，每隔 5~10 分钟行针一次。有的可安全留针十几天到半个月。温和灸或熨热灸 10~30 分钟。本型适用于治疗各种疼痛（如头痛、牙痛等）、痉挛、哮喘、高血压病危象、精神病狂躁型，以及一切炎症的急性期。

抑制法二型（简称"抑 II"）：取穴较少，每次取 2~4 个穴，刺激较重，但较"抑 I"稍轻、稍舒适。当患者出现局部或放散的酸、麻感觉后，留针 15 分钟左右。其间，每隔 5~10 分钟行针一次。温和灸或熨热灸 10 分钟。本型适用于治疗一般的疼痛、痉挛、高血压、神经衰弱的兴奋期、舞蹈症、肌张力过强、一般慢性病，以及发生在老年人和儿童身上的一些一时诊断不明的疾病。

兴奋法一型（简称"兴 I"）：取穴较多，一般取 4~10 个穴位，主要取末梢敏感部位的穴位，如十宣穴、十井穴。刺激量大，时间短促，患者感觉重。针快速刺入，当患者出现短促的痛、胀或触电样感觉，即可抖擞起针。这些穴位一般不留针。雀啄灸 10~30 下（一起一落为"1 下"）或灸 30 秒至 2 分钟。本型适用于治疗休克、虚脱、神志昏迷、瘫痪、弛缓性麻痹、感觉减退或丧失、反应迟钝和精神、运动过度抑制等。

兴奋法二型（简称"兴 II"）：取穴较多，一般 4~6 个穴位，不一定用末梢敏感穴位。刺激量较轻，时间较短促，患者感觉轻。当患者有稍胀而舒适的感觉或短时间的麻、触电样感觉时，留针 5 分钟左右即可。温和灸、熨热灸 3~5 分钟，雀啄灸约 50 下。本型适用于治疗休克、虚脱、瘫痪、弛缓性麻痹、感觉减退或丧失、反应迟钝、局部肿胀、末梢神经迟缓，以及婴幼儿的疾病等。

以上四种不同操作的针灸手法可参见针灸抑制法和兴奋法对比（表 2.2.1），另外，在后面的手法图解中我们还会有详细的描述。这里我们要强调的是，虽然两者的作用原理和治疗病种有差别，但它们不是绝对的、孤立的。在临床上，应该根据患者的具体情况，如患者的年龄、性别、病情和当时神经机能状态及对针灸的反应等情况，灵活掌握运用。有的病可以单独采用"抑 I"或"抑 II"，或单独采用"兴 I"或"兴 II"手法，有些病可以同时运用两种作用截然不同（或相反）的手法操作。如在患侧局部或病灶附近的穴位，可采用"兴 I"或"兴 II"手法；而在健侧或远隔部位（远端、循经取穴）的穴位，可采用"抑 I"或"抑 II"手法，同样能收到很好的效果。

另外，关于两种手法的强弱刺激需要补充说明一点，强弱差别主要是相对于刺激总量而言的，并不是指患者感觉轻重的绝对差别。其实两种类型手法的刺激给患者的感觉是比较重的，如果我们在一个穴位上给予极短暂而较重的刺激，它的强度虽然较大，但时间短促。从总体来看，兴奋型手法的刺激量比抑制型手法小得多。因此，我们把兴奋法归类为"弱刺激"，把抑制法归类为"强刺激"。

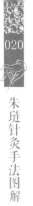

表 2.2.1 针灸抑制法和兴奋法对比

手法类别	基本作用	手法分型	穴位	时间	感觉	操作	灸法	适应证（举例）	说明
抑制法（强刺激）	镇静、缓解、制止、促进正常抑制作用	抑制法一型	少，安全留针要绝对少	长。30分钟以上，有些要几小时。可安全留针几天到半个月。留针需要换穴位	较重，但不是痛与强烈的酸胀和触电感，而是持续的舒适感	缓慢捻转、快、慢配合。患者留针时，自己可以一天行针几次	温和灸或熨热灸10~30分钟	疼痛、痉挛、哮喘与高血压危象发作时，一切炎症急性期，精神运动兴奋状态等	1. 针灸时间是指在一个穴位上的操作时间 2. 可以单用针刺、单用灸或针灸同时有时需用。有时需并重，据患者的经络机能状态灵活掌握
		抑制法二型	较少	较长。留针15分钟左右	较抑制法一型稍弱	缓慢捻转，保持平稳	同抑制法一型，时间在10分钟以内	一般程度的疼痛、挛、一般慢性病、舞蹈、肌张力过强、诊断不明的疾病等	
兴奋法（弱刺激）	促进机体机能、解除过度抑制、唤起正常兴奋作用	兴奋法一型	多，急救时往往要多	短促。几秒钟到一两分钟，不留针	较重、短促的痛、胀和触电样感觉	迅速、短暂的浅刺	雀啄灸，半分钟到2分钟，约30~50下	休克、虚脱、弛缓性麻痹、感觉减退或丧失、神志昏迷、肌张力降低及精神运动抑制状态等	3. 手法的轻重，据患者的神经机能状态灵活掌握
		兴奋法二型	较多	较短促。可留针5分钟左右	较轻于兴奋法一型，有舒适感或短时间的浅电样感觉	较短促的浅刺	温和、熨热和雀啄灸法均可应用，时间3~5分钟，用雀啄灸约50下	基本同兴奋法一型一致，局部肿胀、末梢神经迟缓等也可以应用	

二、刺激的部位

朱琏认为，针灸治病的方法，除了要掌握好刺激的手法，还必须根据疾病的诊断及具体病情，选择好刺激的部位（穴位）。什么情况下取局部穴位？什么情况下需要配合取远距离的穴（循经取穴）？每次取多少穴？如何配穴？这都必须遵循一定的原则。人体全身有几百甚至上千个穴位，不少穴位与穴位之间的作用，有它们的共同性，也有它们各自的特殊性（特异性），所以绝不是在任何一个穴位上、对任何一种病，都能起到相应的抑制或兴奋的作用。

朱琏把十四经穴和现代的神经解剖与生理结合起来，根据穴位在疾病治疗中的作用，将穴位分为局部性穴位和全身性穴位两类。可以单独用局部性穴位或全身性穴位，也可以全身性穴位和局部性穴位并用，还可以结合临床经验，选用特定穴位进行配穴。为此，朱琏将人体各系统的疾病取穴按该思路进行归纳总结。我们可以通过下面的举例来分析朱琏的取穴思路和习惯。如消化系统疾病的局部取穴：对于胃部的疾病取脐以上腹部各线的穴位，对于大小肠的疾病取平脐和脐以下腹部各线的穴位，对于食管的疾病可配合取胸部正中线的穴位，对于肝脏的疾病取背部、上腹部和右侧乳以下胸部的穴位。全身性穴位（远距离或远端）配穴，如足三里治消化系统疾病；大椎、曲池、合谷，能使全身机能旺盛；曲池、合谷，治疗头面部的疾病；环跳、阳陵泉调整下半身的机能；合谷、少商、商阳为儿科疾病的重要配穴等。可见，朱琏的取穴思路和习惯主要是依据病位所对应的神经系统和高级中枢神经系统（包括大脑皮层）在体表的分布区、投射区。这其实与我们现在所说的神经反射区、体表敏化区等概念已基本一致。在这一思路的指导下自然就产生两类穴位的取穴原则：局部性穴位遵循神经节段性分布的取穴原则，全身性穴位遵循高级中枢神经投射区域的取穴原则。局部性取穴注重选择与病灶处于相同或相近脊神经节段分布区域的穴位，而全身性取穴则注重从四肢远端能引起全身性效应的穴位来选择，并且这些穴位必须是对病患系统能起到调整性作用的。朱琏花了大量的时间和精力来总结与人体各系统相对应的体表穴位区域。现将各系统疾病常用的体表刺激穴位区域归纳如下。

呼吸系统疾病：上呼吸道疾病，取上肢肘关节和肘关节以下后外侧（桡侧）线、手背桡侧线、手掌桡侧线和正中线的穴位，以及口鼻区、颈前区的穴位；肺部疾病，取背部第一至第五胸椎间各线和胸部乳房以上的穴位，以及上肢掌面桡侧线的穴位。

循环系统疾病：取上肢肘部和肘部以下掌面正中线、尺侧线和背面尺侧线的穴位，以及后颈部和下肢前正中线和前外侧线的穴位，下肢膝部以下前正中线和后正中线的穴位。

消化系统疾病：对于胃部的疾病取脐以上腹部各线的穴位；对于大小肠的疾病取平脐和脐以下腹部各线的穴位；对于食管的疾病可配合取胸部正中线的穴位；对于肝胆的疾病取背部、上腹部和右侧乳以下胸部的穴位；对于消化系统的疾病，足三里是一个重要的调整穴位，针灸足三里对肠道蠕动过慢效果较好。

泌尿生殖系统疾病：取下腹部和腰骶部的穴位，以及下肢内侧面的穴位。

神经系统疾病：取头部、头顶部和后颈部的穴位，以及四肢远端的穴位。

五官科疾病：眼病主要取眼区、后颈部、头部和背部第七至第十一胸椎间各线的穴位，上肢肘关节以下手背面尺侧线的穴位，下肢膝部以下前外侧线的穴位；耳病主要取耳区、颞区、头后区耳郭附近的穴位，上肢肘关节以下手背面桡侧线和正中线的穴位。

增强免疫力：取背上部和肘、膝关节附近的穴位，治疗神经衰弱，也可取这些部位的穴位。

止痛：取远隔的穴位和疼痛部位附近的穴位相配合治疗；内脏活动表现机能亢进者，取远隔的穴位；机能衰退者，则取患部附近的穴位。

治疗肢体瘫痪：取患侧肢体的穴位，配合健侧及腰背部穴位。

以上关于体表穴位按系统进行分区来指导临床的思路，是朱琏对前人针灸理论深入学习后结合自身临床实践的创举，对后学者关于针灸神经反射理论及内脏疾病－体表敏化关系等理论研究均有一定的启迪意义。

另外，朱琏还继承了传统意义上所说的上病下取、下病上取、左病取右、右病取左、交叉取穴等取穴原则，借鉴传统特定穴、经验穴运用习惯。例如光明穴治目疾，照海穴治咽痛，合谷穴治牙痛，头痛取列缺，腰背痛取委中……朱琏通过长时间的临床实践验证，总结出下列临床常用并行之有效的配穴组合：

大椎、曲池、合谷——能使全身机能旺盛；

环跳、阳陵泉——调整下半身的机能；

中脘、足三里——常用来调整肠胃的机能，止上吐下泻；

气海、天枢——治疗下腹部内脏如膀胱、尿道、生殖器的疾病；

气海、关元、中极——治疗泌尿生殖系统的疾病；

天柱、大杼——治疗项背强直疼痛；

曲池、阳陵泉——调整内脏机能，治疗肺、肝、肾和肠胃的疾病；

内关、三阴交——有强壮身体的作用。

三、刺激的时机

朱琏认为，要想取得好的针灸疗效，除了要掌握好刺激的手法和刺激的部位(穴位)，还要掌握好刺激的时机。时机，是指具有时间性的客观条件。刺激的时机，这里泛指针灸治疗过程中与针灸效应密切相关的时间因素。针灸治疗过程中的时间因素包括刺激开始的时间、持续的时间、刺激的频次及周期。时间因素是针灸治疗方案的重要内容，也是影响疗效的关键性因素。刺激的持续时间也就是留针时间，我们在对刺激的手法说明里已提及，它与刺激强度的关系密切。刺激持续时间越长，刺激量就越大；反之，持续时间越短，刺激量就越小。不同的刺激手法要求的刺激时间是不一样的。因为前面已有论述，这里不再复述，我们将要展开的是对其他因素的讨论。

首先，是刺激开始的时间，也就是我们临床所说的"什么时候开始针灸"的问题。因为生活条件不同，体质状况不一样，病因不同，症状和体征也各不相同，所以所表现出来的神经机能状态也有差别。对于周期性发作的疾病，或发作性疼痛，只有在发作时针灸才最有效。如痛经、神经性头痛、偏头痛、眩晕等，发作时开始针灸，就能控制其症状发作。有些定期发作的疾病，如疟疾，则须在其发作前1~2小时针灸，才能控制其不发病或减缓其出现的症状。这与传统针灸中的灵龟八法和子午流注针法注重择时针灸的理念非常相似。但由于当时条件的限制，朱琏对开始针灸刺激的时间节点要求和机理的研究并不深入。尽管如此，她起码也为择时针灸的研究指明了一个方向。几十年过去，现代神经生理学、生物化学的研究已经证实，机体的各种生理机能在一天不同时间内的状态是不一样的，并且这种差异遵循着一定的规律，也就是说各种生理机能在一天之内的变化有着一定的节律性。如果需要增强或提高某种处于低下状态的生理机能，就应在该机能的谷值期内进行针刺，往往能够获得更好的兴奋性效应；如果需要抑制处于某一亢奋状态的生理机能，就应在该机能的峰值期内进行针刺，往往能够获得更好的抑制性效应。随着针灸时机的研究不断深入，这悄然导致了一门新兴学科的诞生——时间针灸学。对于不同个体、不同疾病在什么时机进行针灸，依然是当今针灸临床研究的热点。

其次，是刺激的频次及周期，就是我们临床所说的"针灸疗程"的问题。朱琏对针灸疗程与效应的关系做了一些临床观察研究后，总结出以下几个方面的特点：对有的慢性病，需要每天针灸一次，连续针灸 10~15 天，作为一个疗程，然后休息 3~7 天，再进行下一个疗程的治疗。也有的慢性病，需要长期治疗的，可以隔几天针灸 1 次，疗程可按月计算。对于周期性发作的疾病则需要治疗到超过下一发病周期后才停止。对于急性病，每天需要针灸 2~4 次；如果是剧烈疼痛，则需要一天针灸数次，以使疗效相对延续和巩固。现代针灸研究认为，针灸作用或针灸效应随时间变化的规律，即针灸时效关系，可以用曲线来表示针灸作用的显现、消逝过程，包括针灸的最佳诱导期、半衰期、残效期等。我们可以依据不同个体疾病的曲线长短，制订出个性化的针灸刺激频次及周期方案，从而进行更精准的临床治疗。

第三节　朱琏针灸与传统针灸的关系

前面，我们已经用较大篇幅来介绍朱琏针灸的理论核心，在进一步分析和明确朱琏针灸与传统针灸的关系之前，我们必须先明确什么是朱琏针灸，其指导理论又涵盖哪些方面的内容。

一、朱琏针灸的含义

近年来，朱琏的嫡传弟子韦立富（全国名老中医）一直在带领着其针灸团队对朱琏针灸进行持续性的传承与研究。关于朱琏针灸的学术内涵，韦立富认为，朱琏在针灸的临床实践与研究中，比较重视穴位与神经的关系，朱琏针灸就是通过刺激穴位处的神经，在高级中枢神经系统的调整作用下，用于防病治病的方法。朱琏不仅比较系统地分析了穴位与神经的关系，还通过神经系统将人体各系统与体表穴位密切联系起来，运用巴甫洛夫的高级神经活动学说，以机体神经兴奋和抑制的状态失调来解释病机，并结合刺激手法、部位及时机等针灸效应的关键因素，形成了自己独特的针灸临床诊疗与研究的思路。因此，我们认为，朱琏针灸就是以神经（尤其是高级神经中枢）调控学说和针灸治病的三个关键为指导理论来进行临床实践与研究的针灸方法。

朱琏针灸涵盖的内容有神经调控学说、针灸治病的三大关键（包括穴位与神经的关系、强弱刺激与针灸效应的关系、针灸的时效关系）、神经中枢与体表刺激研究、神经机能状态与针灸辨证研究、针灸时机因素的分析与研究、中西医结合模式下的针灸全科化研究等。

以上内容，有些是原版《新针灸学》中的内容，有些是我们在朱琏学术思路的基础上，根据原著的内容所做的一些推演。这些内容，有的已经形成新的学说，如针灸神经反射学、系统针灸学、时间针灸学，它们的创建与朱琏针灸关于神经调控及针灸时效分析研究的启示是密不可分的，已成为现代针灸理论的有益补充；有的还是目前针灸行业内炙手可热的研究热点；有的是针灸学科建设和发展正在努力推行的有效举措。对它们的进一步研究和推广，能引领针灸学科的发展，有效地指导针灸的临床实践及研究。所以，我们要顺着朱琏针灸思想所指引的方向，创建既有中医理论背景，又有现代生物医学科学内涵，依靠临床实践支撑的新针灸理论体系，这样才可以实现将朱琏针灸推进到国际主流医学体系的目标。

二、朱琏针灸与传统针灸的关系

从关于朱琏针灸的传承及发展历程中，我们可以看出，朱琏针灸源于传统针灸的范畴，两者之间存在太多的一致性。但是，通过分析其理论体系并经过临床实践验证后，我们又发现它是有别于传统针灸的。朱琏针灸有着现代科学研究的元素，相较于传统针灸学，它更简洁、更实用，科学特色更明显，更适合现代针灸学科建设和发展的需要。我们结合前期分析研究的结果，从以下三个方面来说明二者之间的密切关系。

（一）从理论指导上体现顺承与区别

在深入分析朱琏针灸与传统针灸二者的指导理论关系之前，我们必须先要明白传统针灸的理论架构有哪些。我们知道，传统针灸的理论指导主要来自《黄帝内经》，其中涉及针灸运用的理论主要有经络系统、腧穴理论及阴阳气血理论，这些都是中医针灸基础理论的基石和核心。下面，我们先从这几个方面来做一个扼要介绍。

1. 传统经络理论

传统经络理论最早见于《灵枢·脉度》："经脉为里，支而横者为络，络之别者为孙。"前人将脉按大小、深浅的差异分别称为"经脉""络脉"和"孙脉"。经络的分类主要有十二经脉、十二经别、奇经八脉、十五络脉、十二经筋、十二皮部等。其中属于经脉方面的，以十二经脉为主；属于络脉方面的，以十五络脉为主。《灵枢·海论》指出："夫十二经脉者，内属于腑脏，外络于肢节。"人体的五脏六腑、四肢百骸、五官九窍、皮肉筋骨等组织器官，之所以能保持相对的协调与统一，完成正常的生理活动，是依靠经络系统的联络沟通而实现的。它们就是这样纵横交贯，遍布全身，将人体的内外、脏腑、肢节联结成为一个有机的整体。经络的生理功能主要表现：沟通表里上下，联系脏腑器官；通行气血，濡养脏腑组织；抵御外邪；调节脏腑器官的机能活动。《灵枢·本藏》说："经脉者，所以行血气而营阴阳，濡筋骨，利关节者也。"《素问·缪刺论》又说："夫邪客于形也，必先舍于皮毛，留而不去，入舍于孙脉，留而不去，入舍于络脉，留而不去，入舍于经脉，内连五脏，散于肠胃。"经络不仅是人体组织的重要架构，体现着人体的生理功能，还是临床实践的关键依据。《灵枢·经别》载："夫十二经脉者，人之所以生，病之所以成，人之所以治，病之所以起……"，而经脉则"伏行分肉之间，深而不见，其浮而常见者，皆络脉也"，针灸有"决生死，处百病，调虚实，不可不通"的特点，故针灸"欲以微针通其经脉，调其血气，营其逆顺出入之会，令可传于后世"。由此可见，经络理论应用于解释病理变化、协助疾病诊断，以及指导临床治疗有着决定性的作用。

我们简单地概括一下"经络"的概念：经络是经脉和络脉的总称。经络是气血运行的路径，它通过气血的作用来表现其生理功能，并以之反映病理变化和指导临床治疗。

2. 传统腧穴理论

腧穴是人体脏腑经络气血输注出入于体表特殊部位的总称。"腧"通"输"，或从简作"俞"。"穴"是空隙的意思。《黄帝内经》称之为"节""会""气穴""气府"等；《针灸甲乙经》则称之为"孔穴"；《太平圣惠方》又称之为"穴道"；《铜人腧穴针灸图经》通称为"腧穴"；《神灸经纶》则称之为"穴位"。但在《黄帝内经》出现之前穴位几乎没有具体的名称，多以部位来命名。如扁鹊治虢太子尸厥，取"三阳五会输"；马王堆汉墓帛书《脉法》中有"阳上于环二寸而益为一久（灸）"；《五十二病方》中，还有"久（灸）足中指""久（灸）左"等描述，都说明刚开始"腧穴"并无其名，是人们在长期的医疗实践中逐步发现和补充完善起来的。

（1）腧穴分类

人体的腧穴可分为经穴、奇穴和阿是穴三类。

经穴。凡归属于十二经脉与任、督二脉的腧穴，都可称为"十四经穴"，简称"经穴"。在《黄帝内经》中，有明确部位、名称、分经、主治等内容记载的经穴已有160个左右。《灵枢·本输》篇在五腧穴上冠以所属脏腑之名。《素问·气府论》在统计腧穴数目上冠以诸经"脉气所发者"字样，说明《黄帝内经》为腧穴的分经已奠定了基础。这些腧穴，因其分布在十四经循行路线上，所以与经脉关系密切，不仅具有主治本经病症的作用，而且能反映十四经及其所属脏腑的病征。《针灸甲乙经》中用分经、分部的方法详载穴名、穴位，共得349个。至《千金翼方》《铜人腧穴针灸图经》《医家十四经发挥》等书时才有所增加，达到354个。后《针灸大成》已载有359个。《针灸逢源》记载经穴总数更是达到361个。

奇穴。奇穴是指没有归属于十四经的腧穴，因其有奇效，故称"奇穴"。又因其在十四经以外，故又称之为"经外奇穴"。奇穴的主治范围比较单纯，多数对某些病症有特殊疗效，如百劳穴治瘰疬、四缝穴治小儿疳积等。历代文献有关奇穴的记载很多，如《千金翼方》载有奇穴187个之多，均散见于各类病症的治疗篇中；《奇效良方》专列奇穴，收集了26个；《针灸大成》便专列"经外奇穴"一门，载有35个穴；《类经图翼》也专列"奇俞类集"一篇，载有84个穴；《针灸集成》则汇集了144个奇穴。奇穴的分布较为分散，有的在十四经循行路线上；有的虽不在十四经循行路线上，但却与经络系统有着密切联系；有的奇穴并不指某一个部位，而是由多穴位组合而成，如十宣、八邪、八风、华佗夹脊等；有些虽名为奇穴，其实就是经穴，如胞门、子户，实际就是水道穴。据《骨蒸病灸方》所指，四花穴就是胆俞、膈俞四穴，灸痨穴就是心俞二穴等。

阿是穴。"阿是"之称见于唐代《千金翼方》，"有阿是之法，言人有病痛，即令捏（掐）其上，若里（果）当其处，不问孔穴，得便快成（或）痛处，即云阿是，灸刺皆验，故云阿是穴也"。因阿是穴没有固定的部位，故《扁鹊神应针灸玉龙经》又称之为"不定穴"，《医学纲目》称之为"天应穴"。其名虽异，而其义皆同，溯本求源乃始自《黄帝内经》所言"以痛为腧"。

这类腧穴既无具体名称，也无固定部位，而是以痛处为穴，直接进行针刺或艾灸。《灵枢·五邪》说"以手疾按之，快然，乃刺之"，《素问·缪刺论》也说"疾按之应手如痛，刺之"，《素问·骨空论》还说"缺盆骨上，切之坚痛，如筋者灸之"，说明或痛或快或有特殊感应之处，都有"阿是"之意。但现代所称的"压痛点""压敏点"不一定是阿是穴，有的经穴或奇穴亦以压痛取穴。如《灵枢·背俞》所记："肾俞在十四焦（椎）之间。皆挟脊相去三寸所，则欲得而验之，按其处，应在中而痛解，乃其俞也。"这说明取经穴时，也可按压痛点取穴。又如奇穴中的阑尾穴、胆囊穴等，莫不以所在部位的压痛或特殊感应为准而刺之。就是说经穴或奇穴，亦可用阿是之法取之，但应与阿是穴有所区别，不能混淆。

（2）腧穴的生理功能及作用

腧穴是脏腑经络气血输注出入于体表特殊部位，其生理功能同样是通过气血作用来表现。《素问·气府论》解释腧穴是"脉气所发"。《素问·五藏生成》说"人有大谷十二分，小溪三百五十四名，少十二俞，此皆卫气所留止，邪气之所客也，针石缘而去之"，指出腧穴不仅是气血输注的部位，也是邪气所客之处所，又是针灸防治疾病的刺激点。《灵枢·九针十二原》说腧穴是"神气之所游行出入也，非皮肉筋骨也"，这说明腧穴并不是孤立于体表的点，而是与深部组织器官有着密切联系、互相输通的特殊部位。而输通是双向的，从内通向外，反应病痛；从外通向内，接受刺激，防治疾病。从这个意义上说，腧穴又是疾病的反应点和治疗的刺激点。正因如此，腧穴的作用主要表现在反映疾病以协助诊断和接受刺激、防治疾病两方面。《灵枢·邪客》说"肺心有邪，其气留于两肘；肝有邪，其气留于两腋；脾有邪，其气流于两髀；肾有邪，其气留于两腘"。张介宾《类经》注："凡病邪久留不移者，必于四肢八溪之间有所结聚，故当于节之会处索而刺之。"说明腧穴在病理状态下具有反映疾病的作用。如患有胃肠疾病的人常在足三里、地机等穴出现压痛过敏，有时并可在第五至第八胸椎附近触到软性异物；患有肺脏疾病的人，常可以在肺俞、中府等穴有压痛、过敏及皮下结节。因此，临床上常用指压背俞穴、募穴、郄穴、原穴的方法，察其腧穴的压痛、过敏、肿胀、硬结、凉、热及局部肌肉的坚实虚软程度，并审其皮肤的色泽、瘀点、丘疹、脱屑及肌肉的隆起、凹陷等来协助诊断。这就是《灵枢·官能》所述"察其所痛，左右上下，知其寒温，何经所在"，以及《灵枢·刺节真邪》"用针者，必先察其经络之实虚，切而循之，按而弹之，视其应动者，乃后取之而下之"的具体运用。腧穴防治疾病的关键是接受适当的刺激以通其经脉，调其气血，使阴阳归于平衡，脏腑趋于调和，从而达到扶正祛邪的目的。腧穴的作用主要表现在以下三个方面。

一是近治作用。这是一切腧穴（包括十四经穴、奇穴、阿是穴）主治作用的共同特点。这些腧穴均能治疗该穴所在部位、邻近部位、邻近组织、器官的病症。如针灸眼区的睛明、承泣、四白、球后各穴，均能治眼病；针灸耳区的听宫、听会、翳风、耳门诸穴，均能治耳病；针灸胃部的中脘、建里、梁门诸穴，均能治胃病等。

二是远治作用。这是十四经腧穴主治作用的基本规律。在十四经腧穴中，尤其是针灸十二经脉在四肢肘关节、膝关节以下的腧穴，不仅能治局部疾病，而且能治本经循行所涉及的远隔部位的组织、器官、脏腑的疾病，有的甚至具有影响全身的作用。如针灸合谷穴，不仅能治上肢疾病，而且能治颈部和头面部疾病，同时能治外感病的发热；针灸足三里穴，不但能治疗下肢疾病，而且对调整消化系统的功能，甚至对增强人体防卫、免疫反应方面都具有很大的作用。

三是特殊作用。临床实践证明，针刺某些腧穴对机体的不同状态可起着双重良性调整作用。如泄泻时，针刺天枢能止泻；便秘时，针刺天枢又能通便。心动过速时，针刺内关能减缓心率；心动过缓时，针刺内关又可使之恢复正常。此外，腧穴治疗作用还具有相对的特异性。如针刺大椎可退热，针刺至阴可矫正胎位等，均是其特殊的治疗作用。

3. 阴阳气血理论

传统针灸里的阴阳气血理论实际上包含着阴阳平衡和气血平衡的理念。

（1）阴阳平衡

古人认为世界是物质性的整体，自然界的任何事物都包含阴和阳相互对立的两个方面，而对立的双方又是相互统一的。阴阳的对立统一运动是自然界一切事物发生、发展、变化及消亡的根本原因。正如《素问·阴阳应象大论》中说"阴阳者，天地之道也，万物之纲纪，变化之父母，生杀之本始"，所以说，阴阳的矛盾对立统一运动规律是自然界一切事物运动变化固有的规律，世界本身就是阴阳二气对立统一运动的结果。阴和阳，既可以表示相互对立的事物，又可用来分析一个事物内部所存在着的相互对立的两个方面。一般来说，凡是剧烈运动的、外向的、上升的、温热的、明亮的，都属于阳；相对静止的、内守的、下降的、寒冷的、阴暗的，都属于阴。以天地而言，天气轻清为阳，地气重浊为阴；以水火而言，水性寒而润下属阴，火性热而炎上属阳。在正常状态下，人体的阴阳是相互补充、协调、制约的，一旦出现不足或有余，人体往往会自己进行调节以达到平衡；但如果这种失衡不能被机体及时调整，代偿的功能未能起到应有的作用，人体就会出现各种疾病。病理状态的出现，就预示着这种平衡被打破。如《素问·阴阳应象大论》说"阴胜则阳病，阳胜则阴病。阳胜则热，阴胜则寒"，《素问·调经论》说"阳虚则外实、阴虚则内热；阳盛则外热、阴盛则内寒"等。可见，治疗疾病的关键在于"谨察阴阳之所在而调之"。《素问·生气通天论》中说"阴平阳秘，精神乃治"，最终确立了阴阳平衡的原则，并指出可以通过"损其有余"和"补其不足"等原则及具体方法使阴阳回归平衡。

（2）气血平衡

气与血是人体内的两大类基本物质，在人体生命活动中占有很重要的地位。《素问·调经论》说"人之所有者，血与气耳"，《景岳全书·血证》又说"人有阴阳，即为血气。阳主气，故气全则神旺；阴主血，故血盛则形强。人生所赖，唯斯而已"，气与血都由人身之精所化，而相对言之，气属阳，血属阴，具有互根互用的关系。气有推动、激发、固摄等作用，血有营养、滋润等作用。故《难经悬解》说："气主呴之，血主濡之。"气是血生成和运行的动力，血是气的化生基础和载体，因而有"气为血之帅，血为气之母"的说法。《黄帝内经》认为，人体生命活动的根源关键在于"气"，疾病就是"气"的异常。《素问·举痛论》说"百病生于气""寒则气收，炅则气泄""怒则气上，喜则气缓，悲则气消，恐则气下，惊则气乱，思则气结，劳则气耗"。《素问·阴阳应象大论》说"清气在下，则生飧泄；浊气在上，则生（月真）胀"，可见治病的根本原则就是"调气"。《灵枢·本神》说"五脏不安。必审五脏之病形，以知其气之虚实，谨而调之也"，《素问·至真要大论》说"疏其血气，令其调达，而致和平"，即通过调和阴阳气血的平衡就可以把疾病治好。《灵枢·始终》说"凡刺之道，气调而止，补阴泻阳，音气益彰，耳目聪明。反此者，血气不行"，由此可知，具体调气的方法还是在补泻手法。如《灵枢·小针解》说"粗守形，上守神""上守神者，守人之血气有余不足，可补泻也"。

4.朱琏针灸理论体系与传统针灸理论体系

我们简单总结一下前面关于传统针灸理论体系的内容。经络系统是气血运行的路径，它沟通表里上下，联系脏腑器官，使人体形成一个有机的整体；腧穴是脏腑经络气血输注出入于体表特殊部位，它能够反映病痛；阴阳是人体内部相互对立和统一的两个方面，疾病的出现就是阴阳失衡，针灸补泻可以调整阴阳平衡；气与血是人体生命活动的基本物质，两者如阴阳的两个方面互根互用、互相促进，但疾病的根源在于气运动的异常，因此治疗疾病之关键在于诊出何处经气有虚实，然后予以相应的补泻手法调整平衡。可以说，经络理论与腧穴理论主要是从空间结构的角度去完善脏腑理论，它契合的是《黄帝内经》中"有诸于内，必形诸于外"的思路，并以之反映人体内脏腑的功能。而阴阳气血的理论注重的是从功能上把握，以"阴阳""气"契合自然、人、脏腑之间的能量转化与统一。正如《道德经》中所言："道生一，一生二，二生三，三生万物。万物负阴而抱阳，冲气以为和。"该理论以针灸为特色的具体调气方法，延伸出调整平衡的治病理念，这与现代生物医学模式所倡导的"稳态""系统平衡"的理念是完全一致的。

经络是什么？存在于人体何处？腧穴的结构是什么？它们有哪些作用，又是通过什么途径实现的？这些问题既是中外科学家研究的重大课题，也是针灸医师非常想了解的奥秘。在新中国成立之初，百废待兴，朱琏积极地运用科学的方法来学习和传承古代的针灸理论知识。朱琏带领针灸疗法实验所从解剖结构出发，研究出神经与腧穴的密切关系，大胆地提出"神经就是经络"的论断，并结合巴甫洛夫神经活动学说和对针灸临床实践的观察，敏锐地捕捉到针灸所调整的兴奋状态和抑制状态与古人推崇的阴阳平衡及气之虚实具有明显的一致性，因而提出"针灸神经调控"的构想，并以之来印证针灸的作用机理和指导针灸临床实践。在《新针灸学》中，我们可以多次看到朱琏关于这方面的论述。如"一提到神经，有人就说，这是西方外国人的。不对！神经不是外国人发现的，我国几千年以前，我们的祖先、历代医家，早就发现了的，那时不叫神经，叫经脉、经络而已""根据我们的临床体会，我国古传的经穴虽然分属十四经，但其所在部位，大都符合人体神经系统的解剖情况""针或灸的刺激，作用于一定部位的皮肤和深部的神经结构，它的反射路径可能既通过躯体神经系，又通过自主神经系……必须有中枢神经的最高级部分——大脑皮层的指挥或参与""皮肤的各个点，当然就是大脑皮质里与此相当的各点的投影""同一个穴位的神经，因刺激的轻重、久暂、捻动的方向不同，发生的作用就不相同……古针灸书上，把这个问题叫'补泻迎随'，'迎'就是泻的意思，'随'就是补的意思"……

因此我们认为，朱琏针灸的理论与传统的治病理念完全一致，都注重对失衡的两种状态的可调性。应该说，它与传统针灸的指导理论有着一定的顺承关系，尤其在腧穴的名称、部位、主治规律方面几乎一致。但二者之间的区别也十分明显：朱琏针灸理论不再提经络；腧穴不是经络上的点，而是神经系统在体表上的投射区，它通过神经与内脏发生联系；针灸不是调节阴阳气血的平衡，而是调整神经机能状态（兴奋和抑制）的平衡。

另外要说明的是，尽管目前有关经络的研究已取得相当的成果，有了神经－体液假说、细胞群－经络假说及分形维经络假说等，但无论是实验研究，还是假说论证，就其总体来说，仍处于百家争鸣的科学数据和理论学说的形成、积累阶段。因此，有关经络的科学结论还需要长期的、艰苦的探索与研究。

（二）从穴位运用上体现传承与发展

通过对经络腧穴理论的分析，我们其实可以发现，腧穴的作用实际上是经络功能的延伸，腧穴是经络循行路径上的关键点，因此循经取穴就是传统针灸穴位运用的基本原则。脏腑的病变，可以按经络循行远取相应脏腑本经，或同名经，或表里经脉上的穴位来进行针灸治疗。如《灵枢·五乱》所记"气在于心者，取之手少阴，心主之输；气在于肺者，取之手太阴荥、足少阴输；气在于肠胃者，取之足太阴、阳明，不下者，取之三里。气在头者，取之天柱、大杼，不知，取足太阳荥输；气在于臂足，取之先去血脉，后取其阳明、少阳之荥输"，《灵枢·厥病》曰"厥心痛，卧若徒居心痛间，动则痛益甚，色不变，肺心痛也，取之鱼际、太渊"，《灵枢·热病》曰"热病而汗且出，及脉顺可汗者，取之鱼际、太渊、大都、太白。泻之则热去，补之则汗出太甚，取内踝上横脉以止之"，《素问·刺疟》曰"疟方欲寒，刺手阳明太阴，足阳明太阴"。又如《灵枢·五邪》曰"邪在肾，则病骨痛阴痹。阴痹者，按之而不得，腹胀，腰痛，大便难，肩背颈项强痛，时眩。取之涌泉、昆仑，视有血者尽取之"，在循经取穴原则的指导下，形成了近部配穴、远道配穴、上下配穴、左右配穴、对证配穴、特定穴配穴等临床穴位运用原则。如《灵枢·九针十二原》说的"五脏有六腑，六腑有十二原，十二原出于四关，四关主治五脏。五脏有疾，当取之十二原"，《灵枢·邪气脏腑病形》说"荥输治外经，合治内腑。黄帝曰：治内腑奈何？岐伯曰：取之于合"，《难经》指出"井主心下满，荥主身热，俞主体重节痛，经主喘咳寒热，合主逆气而泻"，据不完全统计，从古至今类似这种在传统针灸理论指导下的配穴方法已有 30 多种。针灸医师只有熟悉以上所述的阴阳、五行、脏腑、经络、气血等中医基础理论，以及八纲、六经、脏腑、气血、津液、三焦、卫气营血等辨证方法的具体运用，才能圆机活法，主次了然。有部分涉及按时开穴的内容，如子午流注（纳甲法、纳子法）、灵龟八法、飞腾八法等，更是非一般人所能熟练掌握和运用的。

为了能更方便地学习和推广运用针灸疗法，更好地研究和提高针灸疗效，朱琏针灸在总结前人经验、运用当代科学理论成果的基础上，尽可能地简化和科学化针灸的指导理论，从而总结出一套独具现代特色的穴位运用原则和规律。

朱琏针灸将经络从指导理论中去掉，改用按各系统疾病的神经系统和神经中枢在体表的分布与投射区域的原则进行选穴，这其实与传统经络分布和循经取穴的原则十分相似。如《新针灸学》中描述：上呼吸道疾病，取上肢肘关节和肘关节以下后外侧（桡侧）线、手背桡侧线、手掌桡侧线和正中线的穴位，以及口鼻区、颈前区的穴位；肺部疾病，取背部第一至第五胸椎间各线和胸部乳房以上的穴位，以及上肢掌面桡侧线的穴位。这就与传统针灸对治外感疾病及咳嗽取手太阴、手阳明表里经穴、肺脏俞募配穴的原则基本相同，其遵循的还是穴位的局部作用和远治作用。只不过朱琏针灸强调的是局部性用穴和全身性用穴的配合。又如治疗耳病主要取耳区、颞区、头后区耳郭附近的穴位、上肢肘关节以下手背面桡侧线和正中线的穴位，就是耳病循经远取手阳明经、手少阳经上的穴位。可见，朱琏针灸所总结的各系统疾病在体表刺激的穴位区域，与传统十四经脉治疗的脏腑疾病的穴位分布非常相似。另外，朱琏针灸所总结的常用具有全身性效应的穴位，与传统的特定穴位也有很多相同。如针刺大椎、曲池、合谷，能使全身机能旺盛；针刺阳陵泉，能调整下半身的机能；针刺中脘、足三里，常用来调整肠胃的机能；针刺气海、天枢，可治疗下腹部内脏如膀胱、尿道、生殖器的疾病；针刺气海、关元、中极，可治疗泌尿生殖系统的疾病；针刺曲池、阳陵泉，可调整内脏机能；针刺内关、三阴交，有强壮身体的作用等。可以说，朱琏针灸其实是传承传统针灸的穴位运用规律和原则。如《黄帝内经》关于"俞募""巨刺""缪刺""病在上刺其下，病在下刺其上，病在左刺其右，病在右刺其左"等配穴原则，朱琏针灸都有传承。在对具体疾病的治疗上，其选择的许多穴位均是前人行之有效的经验穴，甚至许多组方还与古代组方一致，如针刺光明穴治目疾，针刺照海穴治咽痛，针刺合谷穴治牙痛，头痛取列缺，腰背痛取委中等。

但也并不是说朱琏针灸的用穴规律与传统针灸的用穴规律完全一致。朱琏在充分认识腧穴局部解剖及其作用的基础上，创造性地提出局部性穴位和全身性穴位的分类。局部性穴位，是指病灶部或其附近的穴位，既有着局部性作用，也可有着与远隔部位的穴位一样的作用；全身性穴位，是指远隔病灶部位的穴位，无局部性的作用，而是通过神经系统的高级部位产生治疗作用，或仅有增强体力及免疫力的作用，所以称为全身性穴位。局部性穴位遵循神经节段性分布的取穴原则，全身性穴位则遵循高级中枢神经投射区域的取穴原则。局部性取穴倾向于选择与病灶处于相同或相近脊神经节段分布区域的穴位；而全身性取穴则更倾向于从四肢远端能引起全身性效应的穴位来选择，并且这些穴位必须是对疾病系统能起到调整性作用的。一般情况下，朱琏针灸的用穴习惯是"局部性穴位＋全身性穴位"。

至于什么情况下以局部性穴位为主，什么情况下以全身性穴位为主，什么情况下仅用局部性穴位或全身性穴位，除了要考虑诊断、病位、穴位主治、穴位与病位的神经节段及现代医学研究证明对某些方面有特效等，还要考虑穴位本身的特异性，穴位与穴位之间的共同性、规律性，以及它们之间的协调或拮抗作用等各方面的因素。例如治疗急性胃炎，以取全身性的穴位足三里为主，调整消化系统的机能，再配合局部性的穴位中脘穴和上脘穴以缓解局部症状；治疗虚脱症，无明显局部疾病，则仅取全身性穴位，头面、躯干、四肢末端的穴位。另外，还要将取穴与针刺手法相配合，如对脏腑机能减退的病人在局部使用兴奋法，在远端使用抑制法；对脏腑机能亢进的病人远端、局部均使用抑制法；对昏迷的病人在局部（头颈部）、远端（四肢）均适合使用兴奋法。

（三）从手法操作上体现继承和创新

1. 从手法刺激量看二者关系

传统针灸讲究补虚泻实，既有补法宜轻刺、泻法宜重刺的"轻补重泻"说，又有补法宜重刺、泻法宜轻刺的"重补轻泻"论，更有补法可轻可重、泻法可重可轻的"大补大泻""平补平泻"观。《灵枢·经脉》指出"盛则泻之，虚则补之"，《针灸大成》明确指出"刺有大小""有平补平泻，谓阴阳不平而后平也。阳下之曰补，阴上之曰泻，但得内外之气调则已。有大补大泻，惟其阴阳具有盛衰，内针于天，地部内俱补俱泻，必使经气内外相通，上下相接，盛气乃衰"。可见，传统的补泻与刺激量是有着密切关系的，但较多学者认同轻刺激为补、重刺激为泻的观点。朱琏针灸强调的是兴奋与抑制，兴奋法与抑制法是朱琏针灸的首创。兴奋法为弱刺激，与补法相类似；抑制法为强刺激，与泻法相类似。但兴奋法并不等同于补法，它属于弱刺激，为短促刺激，刺激量较小，要求所取穴位较多，持续时间短。同样，抑制法亦不等同于泻法，它属于强刺激，为长刺激，刺激量较大，要求所取穴位少，持续时间较长。补泻手法大多是针对单个穴位而言，而兴奋和抑制则是就总体多个穴位的刺激量而言。

2. 从进针环节看二者关系

传统针法主张配合徐疾和呼吸法，多使用押手，过程讲究无痛。如《灵枢·九针十二原》说"徐而疾则实，疾而徐则虚"，《小针解》对此解释为"徐而疾则实者，言徐内而疾出也；疾而徐则虚者，言疾内而徐出也"。这种方法是以进针、出针的快慢来区分补泻。操作时，使用补法先在浅部候气，得气后，将针缓慢地向内推入到一定深度，退针时疾速提至皮下。此种徐进疾退的手法，意思是引导阳气由浅入深、由表及里，故称补法；在用泻法时，进针要快，一次就要进到应刺的深度候气，待气至后，引气往外，出针时要慢慢地分层而退，主要是使邪气随针牵引，由深出浅、由里达表，使之产生泻的作用。《针灸大成·三衢杨氏补泻》解释说："疾徐二字，一作缓急之义，一解作久速之义。""缓急"就是快慢，以进出针的快慢来区分补泻；"久速"则指留针时间的长短。《素问·针解》曰："徐而疾则实者，徐出针而疾按之；疾而徐则虚者，疾出针而徐按之。"这里将"徐疾"解释为出针时间的长短。"徐出针"指慢出针，即留针时间较长；"疾出针"指快出针，即留针时间较短，此外再结合按闭穴的快慢来区分补泻。《素问·离合真邪论》说："吸则内针，无令气忤。静以久留，无令邪布。吸则转针，以得气为故。候呼引针，呼尽乃去，大气皆出，故命曰泻。""呼尽内针，静以久留，以气至为故……候吸引针，气不得出，各在其处，推阖其门，令神气存，大气留止，故命曰补。"即当病人吸气时进针、转针，呼气时退针，为泻法；反之，当病人呼气时进针、转针，吸气时退针，为补法。针刺全过程还应与留针和出针时开阖等方法相结合。朱琏针法不注重配合呼吸，突出缓慢捻进针法，可配合使用押手，讲究皮肤浅层刺激的针感，认为这种针感就可影响大脑皮层而达到一定的治疗作用，但进针过程要求无痛或少痛。

另外，朱琏针法中的兴奋法要求留针时间短，抑制法要求留针时间长，应该也是对徐疾补泻中时间问题的一种参考。

3. 从行针环节看二者关系

传统针法主张运用提插法、捻转法、循法、刮柄法、弹针法、搓柄法、摇柄法及震颤法等基本手法，通过配合呼吸、穴位分层、阴阳数及生成数等，形成可"补"或"泻"的复式手法，包括烧山火、透天凉、阳中隐阴、阴中隐阳、留气法、运气法、提气法、中气法（纳气法）、苍龙摆尾（青龙摆尾）、赤凤摇头、龙虎交战、龙虎升降、五脏交经、通关交经、膈角交经、子午捣臼、子午补泻、子午倾针、进火、进水等。目的是摧气、得气及守气，并使气至病所。如《灵枢·九针十二原》所说"刺之而气不至，无问其数。刺之而气至，乃去之，勿复针……气至而有效，效之信，若风之吹云，明乎若见苍天……"，意思就是指通过针刺手法的激发和推动，经气向病所运行而发挥治疗作用。《类经·针刺类》说"刺以气为要，得其效则信"，说明通过针刺，疾病有了不同程度的改善，即可确信经气已至病所。朱琏针灸的针法则要求运用进、退、捻、留、捣 5 种基本手法，目的是取得一定的针感，使针感向一定方向传导或扩散，并保持一定的时间。朱琏认为，针感正是针灸治病取得疗效的关键，行针环节强调刺激的针感效应，讲究"得气"。朱琏针灸既保持了传统针灸"治神"和"调气"的精髓，又用现代的语言较为详细地描述了各类型针感，更方便后学者学习、传承和推广针灸治疗经验。《新针灸学》总结了酸、麻、胀、痛、痒、凉、热、抓紧、压重、舒松、触电样、线条牵扯样和线条样徐徐波动（即波浪式地慢慢放散）等13 种针感。朱琏认为，"气至病所"是最好的、最理想的针刺感传状态，这正如《标幽赋》所描述的："气速至而速效，气迟至而不治。"

4. 从出针环节看二者关系

传统针法习惯于配合徐疾、呼吸和开合等法，目的是继续泻气、补气或不耗气。《灵枢·官能》说："泻必……摇大其孔，气出乃疾；补必……气下而疾出之，推其皮，盖其外门，真气乃存。"《灵枢·终始》载："补须一方实深取之，稀按其痏，以极出其邪气。一方虚浅刺之，以养其脉，疾按其痏，无使邪气得入。"《素问·刺志论》曰"入实者，左手开针空也；入虚者，左手闭针空也"，这些都是说在出针后速按针孔为补；出针时摇大针孔，不加按压为泻。至于《素问·针解》中所提及的"补泻之时者，与气开阖相合也",则是针对营卫气血留注的盛衰而言。张介宾注:"气至应时谓之开,已过未至谓之阖。补泻之时者,凡诸经脉气昼夜周行五十度,各又所至之时,故《卫气行》篇曰'谨候其气之所在而刺之,是谓逢时'。此所谓补泻之时也。又若针下气来谓之开,可以迎而泻之;针下气去谓之阖,可以随而补之,此皆针与气开阖相合之义。"此成为子午流注开穴法的参考。朱琏针法的出针手法包括轻捻提出法、平稳拔出法和迅速抖出法,一方面是使针感逐步减弱至消失;另一方面是再次给予短促或沉重的针感刺激,使针感持续存在。

第三章　朱琏针灸手法详解

　　本书用较大篇幅叙述了朱琏针灸形成和发展的背景，较为详尽地阐述了其理论体系及临证思路，重点突出其独特的针灸手法特点。朱琏针灸手法包括三个部分：基本针刺手法、朱琏特色针刺法和朱琏特色灸法。基本针刺手法就是在针刺操作中的具体动作，包括姿势和持针的基本要求、进针法、行针法以及出针法。朱琏特色针刺法即兴奋法和抑制法，它是运用基本针刺手法在临床治疗过程中结合针刺部位、时间和针感因素的综合体现。兴奋法包括兴奋法一型、兴奋法二型，抑制法包括抑制法一型、抑制法二型。朱琏特色灸法就是兴奋法和抑制法在艾卷灸法中的具体表现。本章将分别进行详细的介绍。

第一节　基本针刺手法

一、姿势和持针的基本要求

　　一般姿势要求：右手持针，端坐，挺腰，抬肩，平肘，举腕。意即坐姿端正，腰挺直，抬起肩关节，前臂与胸平，腕部立起。

　　持针要求：拇指与食指、中指相对，三指稍微弯曲，持针。拇指指关节或掌指关节活动以捻转针柄，食指、中指不动以稳住针身，三指协同完成针刺的操作。

　　指实与指虚：指实即医者用右手的拇指、食指二指或拇指、食指、中指三指的指面紧捏针柄，以拇指指甲前端变白为度。指虚即执针的手指稍放松，拇指指甲前端未变白。

二、进针法

进针法包括缓慢捻进法、快速刺入法、刺入捻进法（快速捻进法）。

（一）缓慢捻进法

主要用于毫针针刺，治疗一般的慢性病及年老、体弱、初诊的患者。毫针不论长短，针刺方向不论是直刺、斜刺还是横刺，进针时，都可以采用缓慢捻进法。缓慢捻进法主要适用于 1.0~3.0 寸毫针的进针。它有一个特点，就是会使患者产生皮肤感觉。针刺对皮肤的良性刺激，能起到镇静、镇痛的作用。按现代神经生理学观点是皮肤上的某一点在大脑皮层上就有与之相应的代表点。因此，在运用这种进针法操作时，必须要很细致、有耐心。缓慢捻进法是针刺的基本手法，这种进针法是作为一名针灸师必须掌握的基本功。掌握好这种进针法，其他的两种进针法就相对容易掌握了。

1. 操作方法

医者以右手的拇指、食指二指或拇指、食指、中指三指的指面、指实执针柄，以免使消毒过的针掉下来。指面不能接触针体和针尖，以防止交叉感染。执针的上肢姿势为平肘、举腕、抬手。接着将针尖"近、轻、稳"地落在穴位皮肤上，注意要避开毛孔和痛点。如刚好接触到皮肤上的痛点，则患者会产生一种特别痛的感觉，这时，只要把针稍微提起，移动一下针尖，再进针，有时需要移动几次，避开毛孔和痛点，患者就不会觉得痛了。人体皮肤感受器虽然有痛点、冷点、热点和触点等，但痛点也不是密集的，所以可以在痛点与痛点的空隙间进针。

针尖接触穴位皮肤后，将针留在原地指虚速捻，几秒钟后，停留一下。再指虚速捻几下，捻捻留留，留留捻捻，反复数次，对皮肤的末梢神经产生一种持续的良性刺激，容易使患者皮肤产生感觉，又不至于发生疼痛，这样对于大脑皮层能起到良好的镇静、镇痛作用。然后，执针的手指指实稍加压力，速捻，将针尖捻进皮下，立即停止捻针。这就完成了缓慢捻进法的进针。

2. 操作要点及图解

（1）执针姿势：平肘，举腕，抬手；拇指、食指、中指指实执针柄。（图 3.1.1）

（2）将针尖轻轻地靠近并稳妥地落在穴位皮肤上，注意不要上下抖动或左右摆动，要避开毛孔和痛点。

（3）将针在原地指虚速捻几下。停留一下，再指虚速捻几下，捻捻留留，留留捻捻，反复2~4次，使皮肤产生微痒麻样或蚁走样的感觉，但并非疼痛的感觉。（图3.1.2）

（4）指实稍加压力，速捻，将针尖捻进皮下。执针的手指松开，进针结束。

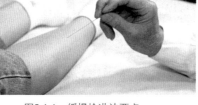

图3.1.1　缓慢捻进法要点一

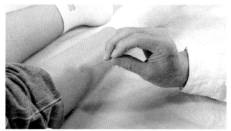

图3.1.2　缓慢捻进法要点二

3. 优点

第一，进针时要近、轻、稳，以达到取穴准确；第二，掌握指实与指虚的灵活运用，避免患者产生疼痛不适；第三，可以起到镇静、镇痛作用；第四，提高针刺的效应；第五，医者手执针柄，不直接接触针身，以防止交叉感染；第六，对于某些穴位，可以双手同时操作进针。

缓慢捻进法的口诀：

指实心清紧执针，针尖刺穴近轻稳。

肘平腕举手抬起，虚实交替捻入深。

缓慢捻进法是朱琏针灸手法独特的核心，该法经过朱琏弟子在内的老中青三代针灸人的传承与发展，在国内外针灸界已形成了独具特色的"广西针灸流派"针法。

（二）快速刺入法

该法主要用于治疗急症昏迷、放血和局部麻痹，以及小儿惊风等，是一种使用1寸短毫针、圆利针或三棱针的进针法。

1. 操作方法

持针的手势要如同执钢笔写字一样，以拇指、食指二指或拇指、食指、中指三指指实紧捏针柄，针尖对准穴位皮肤，敏捷、稳重、有力地在1~2秒钟内快速刺入皮肤0.5~1.0厘米。进针时不捻针，进针后可随即快速起针（拔出）。它是一种浅刺、速刺的针法。如成年人发生晕厥、休克，可针刺其四肢末端的手十宣、足十井、少商、商阳、隐白、大敦等穴，快速、平稳地刺入皮肤一两厘米深，随即快速抖出起针。需要放血的话，出针时，在针孔周围挤压出数滴血即可。

2. 操作要点及图解

（1）拇指、食指、中指如执钢笔状以指实执针柄。（图 3.1.3）

（2）针尖对准穴位皮肤。（图 3.1.4）

（3）敏捷而有力地快速刺入皮下。进针结束。（图 3.1.5）

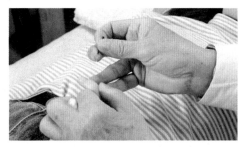

图3.1.3　快速刺入法要点一

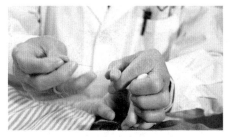

图3.1.4　快速刺入法要点二

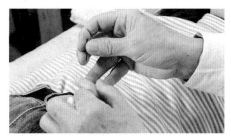

图3.1.5　快速刺入法要点三

3. 优点

第一，进针快速；第二，减轻疼痛；第三，可以用于放血，出血顺利；第四，特别适用于抢救。

快速刺入法的口诀：

执针指实触皮稳，毅然敏捷速进针。

刺入浅深看部位，捻动起留看病情。

（三）刺入捻进法、快速捻进法

用于治疗亚急性疾病，或者一些皮肤极敏感患者的一般疾病和急需止痛的患者，以及肌肉肥厚部位的深刺。

1. 操作方法

（1）刺入捻进法：执针的手，用一手的拇指、食指二指或拇指、食指、中指三指，如执钢笔状，指实紧捏针柄；另一手的拇指、食指两指可捏紧穴位处的皮肤和肌肉，把针迅速刺入真皮，稍停留。然后用缓慢捻进法向下捻进，寻找感觉。当针尖刺进皮肤后，一般不产生痛感。这种进针法适用于中、短而稍硬的毫针的进针。如针攒竹穴，一手持针，另一手捏患者眉头部的皮肤，然后迅速刺入皮下，稍停留后再向下捻进。

（2）快速捻进法：用拇指、食指二指指实紧捏已消毒过的棉花或用纱布裹住的针体，露出针尖约 0.5 厘米，稳、准（防止弯针）地迅速刺入穴位皮肤，达皮下，稍停留，然后再捻针向下深入。如针刺肌肉肥厚部位的环跳穴，长而柔软的毫针进针较难时，可采取这种进针法。又如治疗亚急性阑尾炎，为了照顾患者急需止痛的情绪，也可以用快速捻进法。

2. 操作要点及图解

（1）刺入捻进法适用于 3 寸毫针的进针。

①用拇指、食指指实夹着消毒棉球裹住的针体。

②露出针尖 0.3 厘米。（图 3.1.6）

③对准穴位快速刺入皮下，然后再捻进，进针结束。（图 3.1.7）

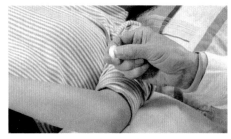

图3.1.6　刺入捻进法要点二　　　　　　图3.1.7　刺入捻进法要点三

（2）快速捻进法适用于 1.5~2.0 寸毫针的进针。

①用拇指、食指、中指指实执针柄。

②针尖对准穴位皮肤。（图 3.1.8）

③指实快速捻针进入皮下，稍停留，进针结束。（图 3.1.9）

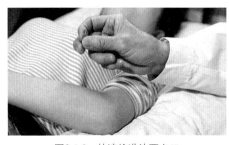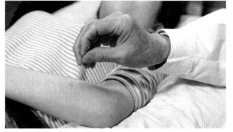

图3.1.8　快速捻进法要点二　　　　　　图3.1.9　快速捻进法要点三

3. 优点

第一，快速进针与缓慢捻转相结合，患者易于接受；第二，避免弯针、折针；第三，易于掌握进针的深度；第四，可根据病人的情况和穴位所在的部位灵活而定，尤其适用于长毫针。

刺入捻进法的口诀：

快速浅刺三四分，而后捻动再进针。

捻进需快或需慢，要看部位病和人。

此外，在胸、腹和背部等处穴位进针，一般可根据患者的呼吸而定。呼气时，进针；吸气时，留针不动或在原来的位置做轻度捻针，不加压力。因为呼气时，这些部位的肌肉较松弛，针尖下面抵触小，易于捻进。

例如，在治疗小儿遗尿症时，针刺入腹部的关元穴或中极穴时，运用呼气时捻进、吸气时留针或在原地"虚捻"的方法，能较快地进针，并寻找到线条牵扯的良好针感，向上下扩散。

三、行针法

凡用毫针直刺或斜刺进入人体深部组织时，都要讲究进针后的手法，即行针法，这样才能获得良好的效果。行针法基本上有5种，即进、退、捻、留、捣。

（一）进

1. 概念

"进"就是捻着针柄或执住针柄，将针往下深入（插），用来探索针刺是否达到部位（穴位）的神经。如探到神经，患者出现应有的酸、麻、胀或触电样感觉，古人称之为"得气"，此时就不需要再继续进针了。行针时可分"天、地、人"三个层次寻找感觉。有时，为了加强刺激，寻找到更好的感觉，还可以稍微捻进一些。这时，按病情可分别施以兴奋法或抑制法，以获良效。

2. 操作要点及图解（图3.1.10）

（1）用拇指、食指、中指指实执针柄，将针往下深入插。

（2）插入0.3~1.5厘米深。

（二）退

1. 概念

"退"就是指捻着针柄或执住针柄将针提起。

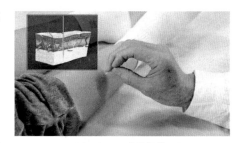

图3.1.10　进法操作

2. 作用

（1）寻找感觉。当针刺到一定深度，若患者还没有出现相应的感觉，可能就是针刺稍偏了，或超过了穴位所在部位的神经。这时需要把针稍微向上提起、退出，来帮助患者寻找感觉。在提退的过程中，如果患者有了感觉，就得抓住时机把针捻进。

（2）加强刺激，增强感觉。在提退过程中，如患者没有相应的感觉，或者只有触电样的感觉，即感觉只有一下子就又消失了，这就需要进（插）、退（提）密切结合，有进有退地反复进行，使针感能持续得当。

（3）减弱（轻）感觉。有时患者觉得针感太强，可以将针稍微提退一些，以减轻针感。

（4）为了产生间歇性的刺激，可把针稍退再进，反复进行。

3. 操作要点及图解

（1）以拇指、食指、中指指实执针柄，将针向上提起。（图3.1.11）

（2）提起幅度在 0.3~1.5 厘米，入针。（图3.1.12）

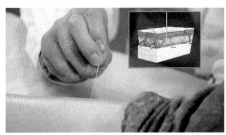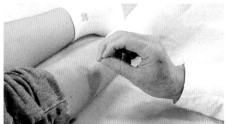

图3.1.11　退法操作要点一　　　　　　　　　图3.1.12　退法操作要点二

（三）捻

1. 概念

执针的手指头相互搓动针柄向左右转动，称为"捻针"。

2. 运用

捻针掌握得好，对帮助患者产生适当的感觉非常重要。采用指虚还是指实，捻转的频率快慢和角度的大小，都要加以掌握。进针时要捻，退针时也要捻，在捻进捻退中，一般达到一定深度，患者便会出现较好的针感，这时可以把针停留在这个深度反复捻动。捻得快，角度大，连续捻动次数多，刺激强烈，针感较重；反之，针感则较轻。针感的轻重，还要看捻针时指的虚实，指实捻针就重，指虚捻针就轻。指实捻针，如捻得快，捻度较大，或者偏向一侧接连捻转几周，这时应该细心注意患者的感受。因为这种操作常容易使针体与患者的皮肤肌肉扭紧缠住，导致患者感觉剧痛；也常因刺激太强，引起晕针。为了使患者产生适当的针感，提高疗效，医者必须掌握捻针技术，并善于掌握针的进退，使之恰到好处。平时一般可用同等角度左右捻动。捻动的角度大约为针柄转半个圆周（180°）。如需要针感刺激重些，可捻到一周（360°）。

3. 操作要点及图解

（1）以拇指、食指、中指执针柄，拇指向左右转动，捻搓针柄。（图3.1.13）

（2）捻法又分为重捻法和轻捻法。（图3.1.14）

重捻法指实捻针，捻转幅度为90°～360°，捻转频率为每分钟100~200次。可同时捻进或捻退。（图3.1.15）

轻捻法指虚捻针，捻转幅度30°～90°，捻转频率为每分钟100次以下，在原地捻针。（图3.1.16）

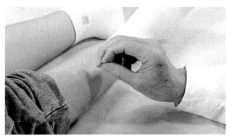

图3.1.13　捻法操作要点一

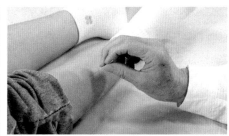

图3.1.14　捻法操作要点二

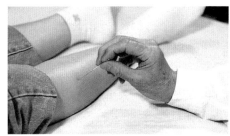

图3.1.15　重捻法操作

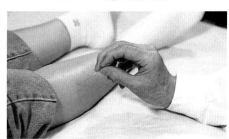

图3.1.16　轻捻法操作

（四）留

1. 概念

将针刺入穴位，不进不退也不捻转，暂时停留在体内，叫"留针"。留针1~30分钟。（图3.1.17）

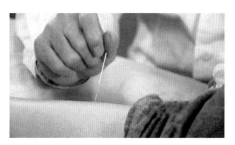

图3.1.17　留法操作

2. 形式和作用

（1）形式

①留而不捻。执针的手松开或仍执针柄，但不捻针柄。

②留留捻捻。留针过程中，每隔5~10分钟，捻动针柄一次，留留捻捻，捻捻留留。

③留而固定。治疗顽固性疾病时，为了巩固疗效，需要长时间地留针，可做安全留针，并教会患者每天自己行针2~3次。

（2）作用

①解除针刺过程中患者出现的强烈感觉，避免引起患者的紧张情绪或恐惧感。一般用于控制过强的针感。当患者觉得刺激强烈，难以忍受时，可留针不动，或稍微退针再留针，待强烈的感觉减弱或消失后，再继续捻针。

②用于需要较长时间的持续性刺激，以加强和巩固进针后已产生的疗效。例如治疗疼痛或痉挛之类的疾病，当患者产生针感、病症有所减轻时，就需要采取留针，使这种针感保持一定的时间。因为疼痛或痉挛由缓解到抑制需要一个过程；由抑制再到病症完全消失，也需要一个过程。留针，就是促使这些症状往好的方面转化，并加快这一转化过程。留针时间的长短，要根据疾病和患者的具体情况而定。治疗慢性病，一般留针15分钟左右；治疗一些急性病和少年儿童的疾病，留针5分钟左右；治疗痉挛与疼痛之类的疾病，则至少留针半小时；有的还要留针几小时或几天，甚至半个月，即安全留针（埋针）。

③用于解除局部"实状"。进针后，患者被针刺的局部皮肤有时会出现肌肉过度紧张的现象，导致针柄完全捻转不动，好像被固定住一样（古代称为"实状"，我们将之称为"滞针"），此时患者通常会觉得此部位非常沉重。每当发生这种情况，即可留针，等待肌肉松弛后，再行针；也可用手指在穴位附近的皮肤，轻轻敲击，以缓解肌肉紧张，改变"实状"。如这两种办法还不能解除局部"实状"，可在同一条线上的另一个穴位或相应的穴位再进一针，紧张的肌肉很快就会有所缓解。

④用于改变局部"虚状"。进针后，患者被针刺的局部皮肤有时呈现松软、毫无抵触的状态，好像针刺在棉花上一样（古代称为"虚状"），患者没有什么特殊的针感。这时，可留针2~3分钟，再捻针，就有可能使患者产生针感。古代医书上，把患者产生的这种针感称为"得气"或"气至"。若此时出现"虚状"，即患者无任何感觉，叫"气不至"。"气不至"就要留

针"候气"。留针后，"虚状"若还不能解除，可在被针刺穴位的上部或下部，用指头掐按，以增强针感，改变"虚状"。如还不能改变"虚状"，可在同一条线上的另一个穴位再进一针。例如针刺合谷穴，出现"虚状"，若使用进、退、捻、留、捣等各种手法，都没能使患者产生针感，可在合谷穴的上部，再针手三里穴或曲池穴，两根针此捻彼留，或者同时捻动，以加强刺激量，促使神经产生反应。通过此举，多数患者的"虚状"都能够得到改善。

（五）捣

1. 概念

将针上下捣动，或上下提插，叫"捣针"。

2. 分类

捣可分为直捣、斜捣和混合捣三种。直捣，是在捻针的同时，把针一起（退）一落（进）地上下捣动。斜捣，是用进、退、捻的方法，向左右前后进行捣动探索，用以"摧气"。混合捣，是将直捣和斜捣同时运用，并加快速度，扩大刺激范围，以探索和增强针感。针刺到一定深度，若患者还没有产生针感，可先用直捣；当患者产生针感时，应抓住时机捻针。至于是在原深度捻针，还是稍为深刺一些捻针，捻转的快慢和角度的大小，执针柄需指虚还是指实，都要根据患者与疾病的具体情况而定。如直捣，患者仍不产生感觉时，则需要再采用斜捣。在穴位的前后左右斜捣时，哪一边出现感觉，便向哪一边连续捻针。如遇到感觉迟钝的患者，则可以采用混合捣。但是对于身体虚弱和惧怕针感太重的人，不适宜施用。

3. 操作要点及图解

（1）以拇指、食指、中指指实执针柄。

（2）直捣，即针体与皮肤平面成90°。捻针的同时，将针一起一落、一退一进地上下提插、抖动。（图3.1.18）

（3）斜捣，即针体与皮肤平面成30°～45°。捻针的同时，向前后或左右提插、抖动。（图3.1.19）

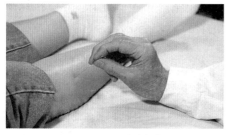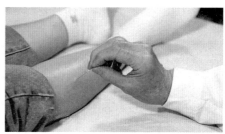

图3.1.18　直捣法操作　　　　　　图3.1.19　斜捣法操作

（4）混合捣法，即直捣和斜捣交替进行。一般先直捣再斜捣，重复上述（2）和（3）步骤的操作。（图3.1.20至图3.1.23）

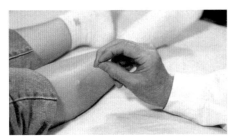
图3.1.20　混合捣法操作要点一

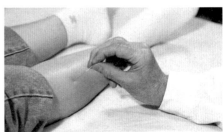
图3.1.21　混合捣法操作要点二

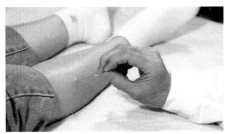
图3.1.22　混合捣法操作要点三

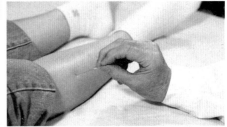
图3.1.23　混合捣法操作要点四

上述进、退、捻、留、捣等进针后的手法，都是毫针进针后的基本手法，需要医者和患者密切配合，才能操作得恰到好处，提高疗效。

行针患者所产生的"得气"的感觉，简称为"针感"。朱琏针灸手法中归纳出13种针感：酸、麻、痛、胀、痒、凉、热、抓紧、压重、舒松、触电样、线条牵扯样和线条样徐徐波动（即波浪式地慢慢发散）。

如快速地进、退或捣，多产生痛、触电样、线条牵扯样、热、痒的感觉；缓慢地进、退，配合捻针多产生酸、麻、胀、抓紧、压重、舒松的感觉。指实捻针，捻得快，角度大，连续捻转次数多，刺激强烈，针感较重；指虚捻针，捻得慢，角度小，连续捻转次数少，刺激轻，针感较轻。针刺到皮肤深部时，胀感、抓紧感和压重感会同时或单独出现；而酸、麻、触电样、线条牵扯样和线条样徐徐波动或凉感则会在浅部出现。当然，针感的出现与针刺部位、手法和患者的精神状态、个体体质等有着密切的关系。医者要使患者产生舒适而又不痛苦、不难受的针感，才能获得更好的疗效。

（六）其他辅助手法

如针感已恰到好处，打算持续保持针感；或针感太重，打算减轻针感，保持针刺的深度和部位，可不再捻针，而改在针柄上施行弹、拨、摇的辅助手法。

1. 概念

弹，就是将拇指、食指二指尖捏作环形，然后用食指轻巧地弹针柄，使针柄颤动。

拨，就是用持针柄的拇指指尖（或指甲），向内轻轻拨动针柄。

摇，就是用持针柄的手指轻轻地左右摇动针柄。

在一定情况下，这三种辅助手法都能使患者持续出现针感或减轻针感。

2. 操作要点及图解

（1）弹法即将拇指、食指合成环形，用食指轻弹针柄，使针柄颤动。（图 3.1.24、图 3.1.25）

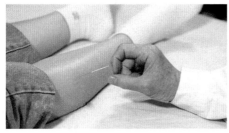 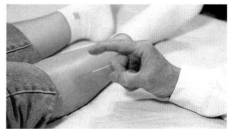

图3.1.24　弹法操作要点一　　　　　　　图3.1.25　弹法操作要点二

（2）拨法即用持针柄拇指的指尖（或指甲）向内轻轻拨动针柄。（图 3.1.26、图 3.1.27）

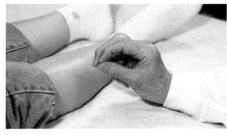 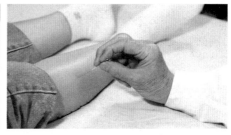

图3.1.26　拨法操作要点一　　　　　　　图3.1.27　拨法操作要点二

（3）摇法即用持针柄的拇指、食指、中指轻轻地左右摇动针柄。（图 3.1.28、图 3.1.29）

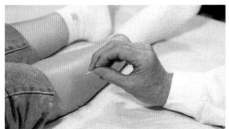 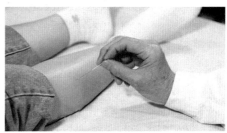

图3.1.28　摇法操作要点一　　　　　　　图3.1.29　摇法操作要点二

四、出针法

针刺经过行针或留针之后，将针退出，离开人体，称为"出针"。出针法分为三种：轻捻提出法、平稳拔出法、迅速抖出法。

（一）轻捻提出法

1. 概念

该法适用于以较长的毫针刺入穴位深部以后的起针法。它不用押手，只须用执针的手指轻微地捻动针柄，边捻边提，捻捻提提，提提留留，慢慢地分段把针起出。即分深部、浅部和皮肤三个层次退出人体。每退出一段，要留针轻捻几下，往往可再出现进针时的针感。

2. 操作要点及图解

（1）用拇指、食指、中指执针柄。（图3.1.30）

（2）执针手指轻微捻动针柄。（图3.1.31）

（3）边捻边提，提提留留，慢慢将针分别从深部、浅部和皮肤三层拔出。起针结束。（图3.1.32、图3.1.33）

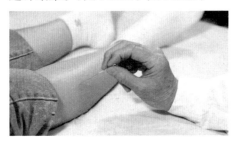

图3.1.30　轻捻提出法操作要点一

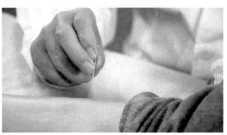

图3.1.31　轻捻提出法操作要点二

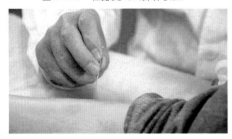

图3.1.32　轻捻提出法操作要点三

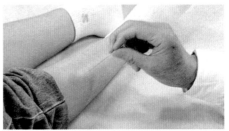

图3.1.33　轻捻提出法操作要点四

（二）平稳拔出法

1. 概念

可用押手，就是用一手的食指、中指夹着针体，压在穴位处的皮肤上，另一执针的手轻巧敏捷地将针体垂直拔出；也可不用押手，但要果断、轻巧、敏捷地将针拔出。

2. 运用

适用于以中等长度的毫针刺入较深部位以后的起针法。一般用于两种情况：一种是针刺治疗到一定时间，患者觉得全身很轻松，针刺局部没有不舒服的感觉，起针时不必把针捻动，而是平稳垂直拔出，以防止不恰当地捻针起针而引起局部沉重感；另一种是针治某些疾病时，为了提高疗效，起针前，要用直捣或斜捣，有意识地给患者的局部造成沉重感，然后适时地将针平稳拔出，让患者保持一种持续性的沉重感，但事先要向患者说明。

3. 操作要点及图解

（1）用拇指、食指、中指执针柄，虚捻几下。（图 3.1.34）

（2）当针下无抓紧感时，指实将针轻巧、敏捷地拔出。起针结束。（图3.1.35）

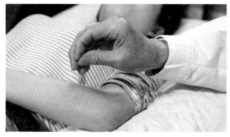 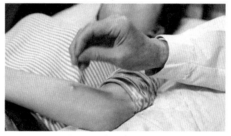

图3.1.34　平稳拔出法操作要点一　　　　图3.1.35　平稳拔出法操作要点二

（三）迅速抖出法

1. 概念

起针时，动作要敏捷，在针刺入 0.4~0.6 厘米后，随即迅速地施行直捣或混合捣。捣动时，将针拔出，给神经一种强烈的刺激感。这是一种适用于短针、速刺、浅刺的起针法。这种方法进针快，起针也快，刺入程度浅，针孔出血的现象少。

2. 操作要点及图解

（1）用拇指、食指、中指指实执针柄。（图 3.1.36）

（2）将针固定在原处捻动几下。（图 3.1.37）

（3）运用捣法迅速抖动几下，把针拔出。（图 3.1.38）

（4）起针结束。（图 3.1.39）

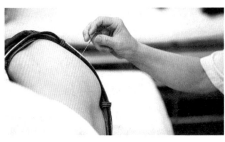
图3.1.36　迅速抖出法操作要点一

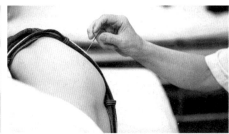
图3.1.37　迅速抖出法操作要点二

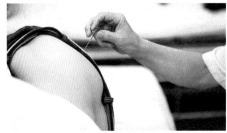
图3.1.38　迅速抖出法操作要点三

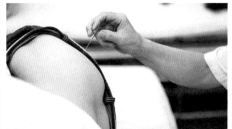
图3.1.39　迅速抖出法操作要点四

医者对进针手法、行针手法、出针手法的灵活运用，使患者产生相应的针感，再结合留针时间等因素，使患者机体神经系统产生兴奋或抑制作用，通过患者自身调节，达到治病目的。

第二节　朱琏特色针刺手法

朱琏特色针刺手法即兴奋法和抑制法，它是基本针刺手法在临床治疗过程中，结合针刺部位、时间和针感因素的综合运用。该法主要的影响因素有取穴的多少、刺激手法的强弱、刺激时间的长短及患者感觉的轻重四个方面。兴奋法包括兴奋法一型、兴奋法二型；抑制法包括抑制法一型、抑制法二型。

一、兴奋法

取穴多，刺激小，持续时间短暂，患者感觉较轻（或短暂的较重刺激）的方法，叫弱刺激。它对处于过度抑制或衰退状态下的身体机能可以起到解除过度抑制、唤起正常兴奋的作用，因而称它为"兴奋法"。兴奋法分为两个类型。

（一）兴奋法一型（简称"兴Ⅰ"）

1. 概念

取穴多，取6~20个穴位，主要取肢体末梢敏感部位的穴位，如十宣穴、十井穴。以快速刺入法进针，浅刺，轻微捣针，时间短促，患者有短促的痛胀感。不留针。雀啄灸30~50下。

2. 适应证

用于晕厥、虚脱、神志昏迷的急救，以及治疗瘫痪、弛缓性麻痹、感觉减退或丧失、反应迟钝和精神、运动过度抑制等疾病。

3. 操作要点

（1）取穴多，急救时更多，要取7~20个。

（2）以快速刺入法或快速捻进法进针。进针后以捣针为主，行迅速短促的浅刺、速刺，持续5~20秒。

（3）询问患者的感觉或观察患者的反应。患者一般会有皱眉等痛苦表情，或有短暂的痛感、胀感或触电样针感，并传至穴位周围或病位。

（4）不留针，患者获得针感后迅速以抖出法出针。

4. 运用兴奋法一型手法的常用病种图解

（1）晕厥急救图解（图3.2.1、图3.2.2）

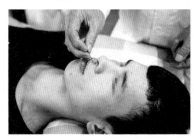 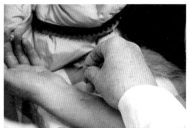

图3.2.1　短促针刺人中穴　　　　图3.2.2　针刺内关穴

（2）中风昏迷促醒图解（图3.2.3至图3.2.6）

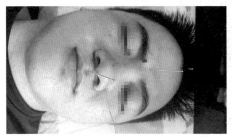 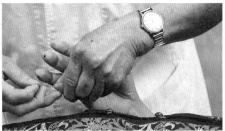

图3.2.3　针刺人中穴、四白穴、印堂穴、神庭穴　　　图3.2.4　针刺十宣穴或十井穴放血

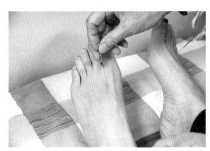

图3.2.5　针刺太冲穴、涌泉穴

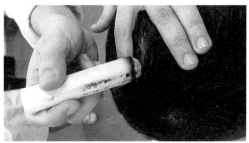

图3.2.6　雀啄灸百会穴、四神聪穴

（二）兴奋法二型（简称"兴Ⅱ"）

1. 概念

取穴较多，以4~8个穴位为宜，主要取腕踝关节周围及以下的穴位。以快速刺入法或刺入捻进法进针，浅刺，轻轻捻针，时间较短促。留针约5分钟，不超过10分钟。进针后患者有轻微胀麻痛感。

2. 适应证

用于治疗休克、虚脱、瘫痪、弛缓性麻痹、感觉减退或丧失、反应迟钝、局部肿胀、末梢神经反应迟缓，以及婴幼儿的疾病等。

3. 操作要点

（1）取穴4~8个。以快速刺入法或刺入捻进法进针。

（2）进针后，捻法和捣法相结合，行平稳、短促的浅刺，持续5~30秒。

（3）询问患者局部是否有胀、麻或触电样感觉，是否传至穴位周边、肢体远端或病位。

（4）留针5分钟左右，其间行针1次，行平稳、短促的浅刺5~30秒。

（5）以迅速抖出法出针。

4. 运用兴奋法二型手法的常用病种图解

（1）面瘫治疗图解（图 3.2.7 至图 3.2.10）

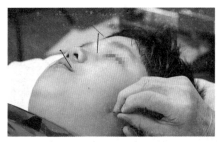

图3.2.7　以刺入捻进法进针

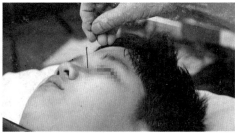

图3.2.8　针刺患侧攒竹穴、四白穴、地仓穴等4至5个穴

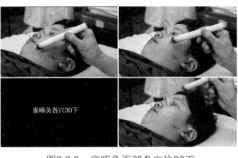

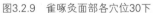

图3.2.9 雀啄灸面部各穴位30下

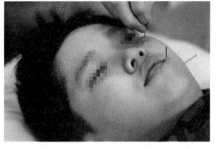

图3.2.10 留针5分钟后迅速以抖出法出针

（2）中风偏瘫治疗图解（图3.2.11、图3.2.12）

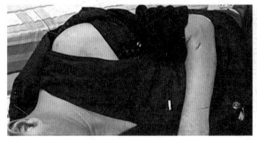

图3.2.11 针刺上肢穴位

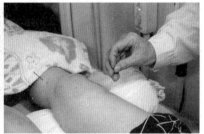

图3.2.12 针刺下肢穴位

二、抑制法

取穴少，刺激量大，持续时间长，频率快，患者感觉较重，以温和灸或熨热灸15~30分钟的方法，叫强刺激。它对处于异常兴奋（亢进）状态的身体机能可以起到镇静、缓解、制止和增强正常抑制的作用，因而称为"抑制法"。该法多用缓慢捻进法进针，轻捻提出法起针。抑制法分为两个类型。

（一）抑制法一型（简称"抑Ⅰ"）

1. 概念

取穴少，取1~2个穴位，为膝关节周围或肌肉丰厚处的穴位。以缓慢捻进法进针，指实指虚交替捻针，配合捣针，直刺深刺，捻针频率快、幅度大。患者有酸麻胀或触电样针感。长时间留针，一般留针30分钟以上。

2. 适应证

用于治疗各种剧痛（如头痛、牙痛）、痉挛、哮喘、高血压病危象、精神病狂躁型及一切炎症的急性期。

3. 操作要点

（1）取穴少，取1~2个穴位。以缓慢捻进法进针。进针后，先缓慢捻转，后快慢配合，指实捻针。捻转频率快（大于3次/秒），捻转角度大

（180°～360°/次），持续捻针60秒以上。捻针可配合捣法。

（2）询问患者是否有较重的酸麻胀感及线条牵扯样或触电样针感传至穴位周边、肢体远端或病位。照顾患者的耐受度，使其产生持续的舒适感。

（3）留针30~60分钟。安全留针24小时以上。留针期间，每隔10分钟行针1次。指实、指虚持续交替捻针。每次行针10~60秒，以维持针感。

4. 运用抑制法一型手法的常用病种图解

（1）牙痛治疗图解（图3.2.13、图3.2.14）

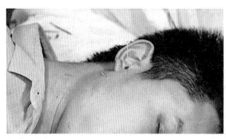 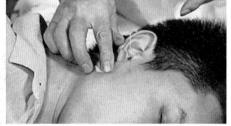

图3.2.13　针刺患侧下关穴、新社穴　　　　图3.2.14　新社穴行安全留针

（2）腰痛治疗图解（图3.2.15、图3.2.16）

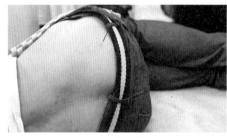 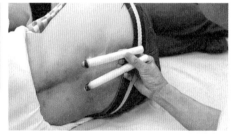

图3.2.15　针刺患侧环跳穴　　　　　　图3.2.16　温和灸大肠俞

（二）抑制法二型（简称"抑Ⅱ"）

1. 概念

取穴较少，取躯干部位或大关节周围的穴位2~4个。以缓慢捻进法进针，虚实交替捻针，捻针频率快慢结合，捻转幅度小。患者有酸、麻、胀且较舒适的感觉。留针15分钟左右。

2. 适应证

用于治疗一般的疼痛、痉挛、高血压、神经衰弱兴奋期、舞蹈症、肌张力过强、慢性病，以及发生在老年人、儿童身上的一些一时诊断不明的疾病。

3. 操作要点

（1）取穴较少，共 3~6 个。以缓慢捻进法或刺入捻进法进针。

（2）进针后，先缓慢捻转，后快慢配合。指实指虚交替捻针，指虚为主。捻转频率较快（1~2 次 / 秒），角度较大（小于 180°/ 次），持续捻针 30 秒左右。捻捻留留，保持平稳捻针。

（3）询问患者局部是否有较轻而舒适的酸麻胀感，以及是否有线条牵扯样或触电样针感传至肢体远端或病位。

（4）留针 15 分钟。留针期间，每隔 7~10 分钟行针 1 次。指实、指虚交替持续捻针 30 秒左右，以维持针感。

（5）以轻捻提出法或平稳拔出法出针。

4. 运用抑制法二型手法的常用病种图解

颈椎病治疗图解（图 3.2.17 至图 3.2.22）

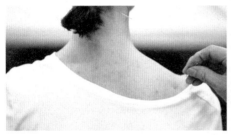

图3.2.17 针刺患侧天柱穴、秉风穴

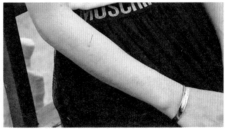

图3.2.18 针刺患侧远端新义穴

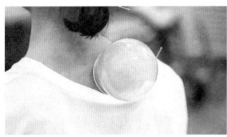

图3.2.19 结合患侧大杼穴拔罐

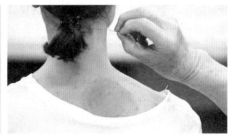

图3.2.20 以平稳拔出法出针

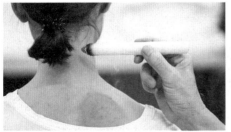

图3.2.21 出针后重点灸新设至肩中俞

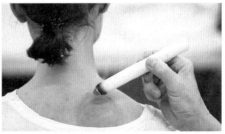

图3.2.22 出针后熨热灸15分钟左右

三、补充说明

朱琏针灸手法需要根据患者的年龄、体质和具体病情灵活运用。

（1）可以单用针法或灸法，或针灸同时配合运用。

（2）分别运用抑制法和兴奋法或两法同时配合使用。

（3）针法的轻重、取穴的多少，要看患者当时神经机能的状态而定。

第三节　朱琏特色灸法

朱琏在充分研究艾灸法的作用原理后，认为艾灸法与针法相同，都是通过激发和调节人体神经系统的机能而达到治病目的。在不影响疗效的前提下，1951 年朱琏将传统的艾炷灸法改进为艾卷灸法。该法一直被沿用至今，广为流传。

艾卷灸法主要分为温和灸、雀啄灸、熨热灸。朱琏认为，雀啄灸适用于兴奋法，温和灸和熨热灸适用于抑制法。

艾卷灸法基本手势要求：

一是用拇指、食指、中指执艾卷。

二是手掌向内下，手背向外上。

三是执艾卷的手保持平稳，艾卷燃端对准穴位，靠近皮肤。

一、温和灸法

（一）概念

把艾卷的一端点燃，手持艾卷，将燃端靠近穴位皮肤，随即慢慢向上提起。在患者感觉温度适合并产生一定灸感时，固定在此高度。随着灸的时间延长，若患者感到温度高时，应将艾卷提起，使患者穴位的皮肤保持温和而舒适的温度。等久一点，可将艾卷向前推进，此时艾卷燃烧处向后偏移，因为燃烧过的艾灰处温度已下降，这时温度的焦点已集中到艾灰后面的艾卷燃烧处。因此，医者在施灸时，要随着艾卷的燃烧，逐渐将艾卷向前推进，以保持温度的焦点自始至终都落在该穴位皮肤上，使患者获得温和、舒适的温热感和灸感。操作时，可一手持一支艾卷，也可一手持两支艾卷。温和灸的时间一般控制在 10~30 分钟。例如，治疗急性鼻炎，则灸外关穴，一直灸到清涕停流；治疗腹泻，则灸天枢穴，一直灸到患者不泻；治疗胃肠神经痛，则灸中脘、足三里等穴，一直灸到患者不痛为止。

（二）适应证

能缓解疼痛、镇静和抑制兴奋性疾病。可预防感冒、缓解疲劳，提高免疫力，还有保健作用。适用于老年人、体弱的人和惧针的儿童。

（三）操作要点及图解

（1）手持艾卷，将燃端靠近穴位皮肤。随即慢慢向上提起艾卷燃端，距离皮肤 1.0~2.0 厘米。在患者感觉温度合适并产生灸感时，则将艾卷固定在此高度，使穴位处的皮肤产生持续的温热感。（图 3.3.1）

（2）随着艾卷的燃烧，逐渐将艾卷向前推进，以保持温度的焦点自始至终都落在穴位的皮肤上，使患者获得温和、舒适的温热感和灸感。（图 3.3.2）

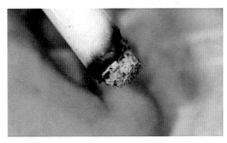

图3.3.1　温和灸操作要点一

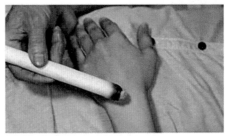

图3.3.2　温和灸操作要点二

（3）操作时间为 10~30 分钟。

二、雀啄灸法

（一）概念

将点燃艾卷的一端对准穴位，较快地接近皮肤。当患者感到温热且接近灼烫时，立即将艾头燃端提起，避免烫伤皮肤。接着，又将艾头燃端较快地接近穴位皮肤。如此，一起一落，称为"1下"。一般灸30下，1~5分钟。一旦患者出现灸感就提起艾卷，这样，灸感时有时无，可产生兴奋作用。

（二）适应证

用于治疗虚脱、失神、嗜睡及局部麻痹等症。如对滞产或子宫收缩无力的孕妇，用雀啄灸法，取至阴穴、窍阴穴或隐白穴，可很快诱发子宫阵发性收缩，起到催产作用。雀啄灸法还可适用于成年人的运动障碍、感觉迟钝或局部肿胀。

（三）操作要点及图解

（1）将点燃的艾卷一端对准穴位，较快地接近皮肤。（图 3.3.3）

（2）当患者感到温热或灼烫时，立即将艾卷燃端提起。（图 3.3.4）

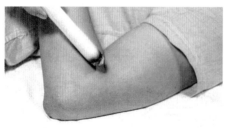 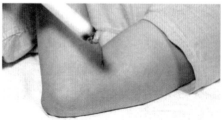

图3.3.3　雀啄灸操作要点一　　　　　　　图3.3.4　雀啄灸操作要点二

（3）再将艾卷燃端较快地接近穴位皮肤。如此一起一落，像雀儿啄食，称为"1下"。（图 3.3.5）

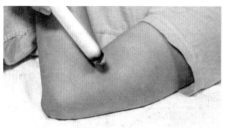 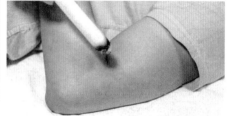

图3.3.5　雀啄灸操作要点三　　　　　　　图3.3.6　雀啄灸操作要点四

（4）每分钟灸 30 下，灸 1~2 分钟。（图 3.3.6）

三、熨热灸法

（一）概念

将艾卷燃端较低地接近皮肤，如熨斗熨烫衣服一般，在穴位上或穴位之间来回熨灸；或在经络线上做直线来回往返式熨灸；或在范围较大的部位做回旋式从里到外，再从外到里的画圆圈式熨灸。

（二）适应证

适用于治疗神经性皮炎、牛皮癣、皮肤湿疹、关节痛、局部肌肉麻痹等疾病。

（三）操作要点及图解（图 3.3.7 至图 3.3.11）

（1）将艾卷燃端靠近皮肤，距离皮肤 1.0 厘米左右，如熨斗熨烫衣服那样，在经脉线上的穴位之间做直线往返式熨灸。

（2）在范围较大的部位做回旋式从里到外，再从外到里的画圆圈式熨灸。

（3）时间为 10~15 分钟。

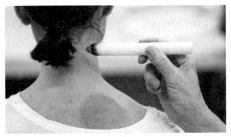

图3.3.7 熨热灸操作要点一

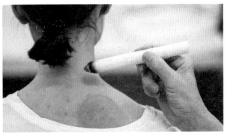

图3.3.8 熨热灸操作要点二

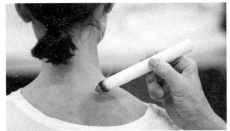

图3.3.9 熨热灸操作要点三

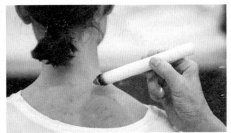

图3.3.10 熨热灸操作要点四

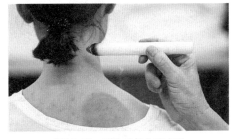

图3.3.11 熨热灸操作要点五

四、灸法长处

针与灸在防治疾病上各有自己的长处，两者不可偏废。灸法的优点如下。

（1）简单易行，易学易用。不必进行穴位皮肤消毒，温度掌握得好，不会产生疼痛，患者易于接受。可教会患者及其家属自行操作。

（2）有些不宜针刺的部位也可单独使用灸法。

（3）对惧怕针刺或对针刺极其敏感的患者，可多用灸法，有较好的疗效。

第四章　朱琏针灸常用穴位介绍

第一节　穴位测量单位说明

　　本书穴位定位测量单位采用"厘米"或"寸"，其中"寸"是传统中医"骨度分寸法"及"手指同身寸法"的比量单位，出自《千金要方》。"寸"指以患者本人体表的某些部位，划定分寸，作为量取穴位的长度单位。临床多指后者，如中指同身寸、拇指同身寸、横指同身寸等。

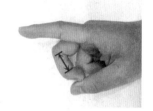

图4.1.1　中指同身寸1寸

　　中指同身寸（图4.1.1）：是将患者的中指中节屈曲时，手指内侧两端横纹头之间的距离看作1寸，常用于四肢部取穴的直寸和背部取穴的横寸。

　　拇指同身寸（图4.1.2）：是以患者的拇指指关节的宽度作为1寸，主要适用于四肢部的直寸取穴。

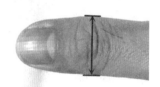

图4.1.2　拇指同身寸1寸

　　横指同身寸（图4.1.3）：也叫"一夫法"，是让患者将食指、中指、无名指和小指四指并拢，以中指中节（第二节）横纹处为准，食指与中指并拢为1.5寸。

　　以上所说的"寸"，不能按现代测量单位转换为固定的具体数值。"同身寸"中的"1寸"在不同的人身体上长短是不同的；较高的人"1寸"要比较矮的人的"1寸"要长，这是由身体比例来决定的。因此"同身寸"只适用于个人身上，不能

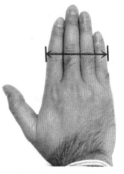

图4.1.3　横指同身寸3寸

用自己的"同身寸"在别人身上找穴位，这样做是找不准穴位的。为了便于交流，本书在介绍穴位定位和针刺深度时，会尽量用"厘米"来描述。

第二节　全身各部位常用穴位

一、头面部穴位

头面部穴位见图 4.2.1。

1. 百会

定位：头顶正中线与两耳尖连线的交点处，或两眉头中间向上一横指起，直到后发际正中点。（图 4.2.2）

局部解剖：在帽状腱膜中，有左右颞浅动脉、浅静脉及左右枕动脉、静脉吻合网，布有枕大神经及额神经分支。

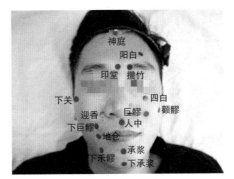

图4.2.1　头面部穴位

操作方法：平刺 1 厘米深。

针感要求：局部出现麻胀感，或向颅内或头部周边放散。

主治病种：头痛、眩晕、昏迷、神经衰弱、虚脱、中风、遗尿、脱肛、子宫脱垂、焦躁。

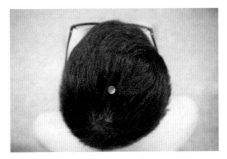

图4.2.2　百会

现代研究：针刺百会能够使患者血液流变学的各项指标得到改善，使脑组织细胞获得一定恢复；对中风偏瘫患者的大脑皮层中枢生物电活动有良好的调节作用；头痛患者脑组织含氧量及血流量明显降低，针刺后改善了脑组织氧合血红蛋白饱和度及血流量，从而起到通络止痛的效果。

临床配穴：百会配长强、大肠俞，治疗小儿脱肛；配天窗，治疗中风失音不能言语；配人中、合谷、间使、气海、关元，治疗卒中；配养老、风池、足临泣，治梅尼埃病；针百会透曲鬓、天柱，治疗偏头痛；配耳穴的神门针可戒烟。

2. 阳白

定位：前额部，当瞳孔直上，眉中上 1 寸。

局部解剖：在额肌中，有额动脉、额静脉，布有额神经外侧支。

操作方法：针 0.7 厘米深，沿皮下向眉中、眉头、眉尾透刺。

针感要求：局部出现麻胀感，或向额周扩散。

主治病种：面神经麻痹或痉挛、夜盲症、三叉神经痛、头痛、眩晕、视物模糊、目痛、眼睑下垂。

现代研究：常用于治疗眶上神经痛、眼睑下垂、面神经麻痹、视觉障碍等。针刺阳白穴时，可使半数人对红绿光的感受性发生红升绿降的改变，1/4 的人红绿全升，1/4 的人红绿全降。

临床配穴：配颧髎、太阳、颊车、四白、合谷等，治疗面神经麻痹；配睛明、曲池等，治疗目赤肿痛。（《针灸甲乙经》：头目瞳子痛，不可以视，挟项强急不可以顾，阳白主之。《备急千金要方》：主目瞳子痛痒，远视䀮䀮，昏夜无所见。《类经图翼》：头痛，目昏多眵，背寒栗，重衣不得温。）

3. 攒竹

定位：正当眉头，指尖掐得的凹陷处。

局部解剖：有额肌及皱眉肌，当额动脉、额静脉处，布有额神经内侧支。

操作方法：可向眉中或眼眶内缘平刺或斜刺 0.7 厘米。

针感要求：局部出现酸胀、痛感，沿眉弓放散。

主治病种：头痛，目眩，目翳，目赤肿痛，迎风流泪，近视，急性、慢性结膜炎，面神经麻痹，三叉神经痛，膈肌痉挛等。

临床配穴：配合谷、颊车、阳白等，治疗面神经麻痹；配后溪、曲池等，治疗目赤肿痛。（《针灸甲乙经》：头风痛，鼻鼽衄，眉头痛，泣出，善嚏。《铜人腧穴针灸图经》：治眼中赤痛及睑瞤动。《针灸大成》记载攒竹穴：主目䀮䀮，视物不明，泪出目眩，瞳子痒，目瞢，眼中赤痛及睑瞤动不得卧。）

4. 颧髎

定位：目外眦直下，在颧骨凹陷处。

局部解剖：在颧骨下颌突的后下缘稍后，咬肌的起始部，颧肌中；有面横动、面横静脉分支；布有面神经及眶下神经。

操作方法：直刺 1 厘米深。

针感要求：局部出现酸胀感，或有触电样感觉扩散至面部。

主治病种：面神经麻痹、牙齿痛、面肌痉挛、三叉神经痛等。

现代研究：针刺颧髎穴不仅可以直接作用于局部神经，有改善面神经及三叉神经的功能，还可以通过神经的传导作用，提高超氧化物歧化酶的活性，进而使机体有效清除自由基，提高机体免受过量活性氧攻击的能力，从而减轻脑组织的损害，提高脑组织的代偿能力，增加脑代谢营养，以促进神经递质传导功能的恢复，修复损伤的脑组织。

临床配：配翳风、合谷等，治疗三叉神经痛、齿痛；配颊车、太冲，治疗面肌痉挛。（《针灸甲乙经》：肿唇痛，颧髎主之。《铜人针灸经》：治口㖞，面赤目黄。手少阳、太阳之会。《针灸大成》：主眼睭动不止。）

5. 下关

定位：面部耳前，在颧骨下缘中央与下颌切迹之间的凹陷处。

局部解剖：当颧弓下缘，皮下有腮腺，为咬肌起始部；有面横动脉、面横静脉，最深层为上颌动脉、上颌静脉；正当面神经颧眶支及耳颞神经分支，最深层为下颌神经。

操作方法：直刺 1.0~3.3 厘米深。

针感要求：局部有酸胀感，或有触电样感觉扩散至上颌及面部。

主治病种：耳聋、耳鸣、聤耳、牙痛、口噤、口眼㖞斜、面痛、鼻炎、三叉神经痛、面神经麻痹、下颌疼痛、颞颌关节炎。

现代研究：针刺下关可刺激到达翼腭窝内的神经和神经节，对面部五官的生理功能调节起到非常重要的作用，从而在治疗三叉神经痛方面有着很好的疗效。它可以缓解痉挛并促进局部血液循环，阻断疼痛传导及异常放电，促进代谢，加速神经肌肉功能的恢复，从而发挥镇痛的作用。

临床配穴：配翳风、完骨等，可治疗牙痛；配听宫、阳溪、阳关、肾俞穴等，可治疗耳鸣、耳聋。（《备急千金要方》：牙齿痛配下关、大迎、翳风、完骨；口失欠、下牙齿痛配下关、大迎、翳风。《针灸甲乙经》：口僻配颧髎、龈交、下关；失欠，下齿龋，下牙痛、肿，下关主之；耳鸣耳聋配下关、阳溪、关冲、腋门、阳关。）

6. 四白

定位：面部瞳孔直下，当眶下孔凹陷处。

局部解剖：在眶下孔处，当眼轮匝肌和上唇方肌之间；有面动脉、面静脉分支，眶下动脉、静脉有面神经分支；当眶下神经处。

操作方法：直刺 1 厘米深；针刺时，患者仰卧，闭目。

针感要求：局部出现胀麻感，加强针感可扩散至面部及眼眶。

主治病种：近视、目赤痛痒、目翳、眼睑瞤动、口眼㖞斜、面神经麻痹或面神经痉挛、头痛、眩晕、牙痛。

现代研究：四白穴是治疗面神经炎、面肌痉挛、三叉神经痛、近视等头面部疾病的要穴之一。针刺四白穴，不仅能有效调整局部神经的功能，还能较好地调节胆道及胃肠道功能，使其反射性增强或抑制运动功能；其治疗胃肠疾病主要与孤束核反馈功能的调节密切相关，治疗胆道疾病主要与三叉神经旁核的调节相关。针刺四白穴，可通过影响胃肠激素及胆囊收缩素等激素的分泌，从而调节机体功能；可通过促进胃黏膜的细胞增殖、增加胃黏膜血流量、促进相关因子在胃黏膜的分泌及合成，从而修复受损的胃黏膜；可经多种通道促进部分相关基因表达。

临床配穴：配阳白、地仓、颊车、合谷等，可治疗面神经麻痹或面神经痉挛。（《铜人腧穴针灸图经》：治头痛、目眩、眼生白翳、微风目瞤动不息……凡用针稳当……若针深则令人目乌色。《针灸大成》：主头痛，目眩，目赤痛，僻泪不明，目痒目肤翳，口眼㖞斜不能言。《中国针灸大辞典》：目赤痛痒……眼睑瞤动，迎风流泪，头面疼痛……）

7. 印堂

定位：两眉头之间，眉心正中，直对鼻尖。

局部解剖：穴下有皮肤、皮下组织和降眉间肌，皮肤有额神经的滑车上神经分布，肌肉由面神经的颞支支配，血液供应来自滑车上动脉和眶上动脉的分支及伴行同名静脉。

操作方法：向下或向上平刺 0.3~0.7 厘米。

针感要求：向下平刺，局部出现胀重感或针感往鼻部放射；向上平刺，局部有胀感、压重感，针感往头顶放射。

主治病种：头痛、眩晕、失眠、结膜炎、睑缘炎、鼻炎、额窦炎、鼻出血、面神经麻痹、三叉神经痛、高血压、小儿抽搐等。

现代研究：针刺印堂穴，不仅可调节鼻腔黏膜的神经末梢功能，可使大鼠脑内 5-HT 含量增加，使去甲肾上腺素含量减少，还可使精神分裂症患者尿中中枢去甲肾上腺素的主要代谢产物 3- 甲氧基 -4- 羟基苯乙二醇（MHPG）排出量明显增加，说明其能影响神经中枢去甲肾上腺素的代谢。

临床配穴：配鼻梁、上星、合谷等，可治疗鼻炎；配迎香、百劳、合谷等可治疗鼻腔出血；配太阳、风池、百会等，可治疗头痛。(《类经图翼》记录治疗鼻渊取印堂、上星、曲差、风门、合谷等穴。《针灸大成》记录治疗鼻衄不止可取印堂、合谷、上星、百劳、风府、迎香、人中、京骨等穴。《素问·刺疟》：刺疟者，必先问其病之所先发者，先刺之，先头痛及重者，先刺头上及两额两眉间出血。《扁鹊神应针灸玉龙经》：子女惊风皆可治，印堂刺入艾来加。印堂，在两眉间宛宛中，斜一分沿皮先透左攒竹行补泻后，转归元穴，退右攒竹，依上补泻，可灸七壮。大哭者为效，不哭者难治，随症急慢补泻，急者慢补，慢者急泻，通神之穴也。《医学纲目》：头重如石，印堂一分，沿皮透攒竹，先左后右，弹针出血。)

8. 下睛明

定位：目内眦旁直下 0.3 厘米处。

局部解剖：在目内眦与眶下缘交界处，有内眦动脉；分布着三叉神经第一支的滑车下神经。

操作方法：针尖向内上方斜刺 0.1~0.2 厘米，不宜上下提插，不宜直接灸。

针感要求：局部出现酸胀感，或向眼周扩散。

主治病种：结膜炎、泪道炎、溢泪症、眼球胀痛、斜视、近视等。

现代研究：其功效与睛明穴同，配球后、光明，可治视目不明。(《针灸甲乙经》：手足太阳、足阳明之会。《铜人腧穴针灸图经》：治攀睛，翳膜覆瞳子。《针灸大成》：主目远视不明，恶风流泪……小儿疳积，大人气眼冷泪。)

9. 鱼腰

定位：眉毛中间，指尖掐得到的凹陷处（相当于眉弓和眶上缘之间的凹陷部）。

局部解剖：穴下有皮肤、皮下组织、眼轮匝肌和枕额肌额腹，分布着眶上神经外侧支、面神经的分支和眶上动脉、眶上静脉的外侧支。

操作方法：斜刺 0.3~0.7 厘米深，不可朝眼球方向针刺。

针感要求：局部出现酸胀，或向眼周扩散。

主治病种：眼疾、偏头痛、前额痛、面神经麻痹或面神经痉挛等。

临床配穴：配印堂、睛明等，可防治眼部疾病。

现代研究：针刺鱼腰穴可有效刺激面部三叉神经的眶上支，其感觉纤维除直接投射到三叉神经终止核外，还投射到网状巨细胞核、孤束核、颈段脊髓后脚、脑干网状结构等；针刺冲动可通过三叉神经传导至孤束核，或经三叉神经传导至尾侧脊束核后再传导至孤束核及附近的外侧网状结构，与经迷走神经传入冲动相互作用，从而降低迷走神经兴奋性。

10. 鼻梁

定位：在鼻背两侧，指尖掐得到的凹陷处。

局部解剖：鼻肌中，有鼻背动脉，分布着三叉神经第一支的鼻睫神经。

操作方法：直刺 0.1~0.2 厘米深。

针感要求：出现局限性酸胀感、压重感，强化针感会向鼻腔、额部扩散。

主治病种：急性或慢性鼻炎、前额痛、嗅觉减退等，还可预防和治疗感冒。

11. 人中

定位：上嘴唇正中，紧靠鼻柱下，指尖掐陷时极敏感。

局部解剖：口轮匝肌中，有上唇动脉，分布着三叉神经第二支的分支和面神经颊支。

操作方法：针尖向上斜刺 45°，针刺 0.6~1.0 厘米深。

针感要求：局部酸胀痛感强烈，患者出现打喷嚏、流眼泪、皱眉闭眼等症状。

主治病种：晕厥、虚脱、精神失常等，是不省人事的急救穴。

现代研究：刺激人中穴可兴奋中枢神经系统，纠正血流动力学紊乱，改善心脑血管循环，故针刺人中可起到开窍启闭、醒元神、调脏腑之功效；另外，通过对人中穴的强刺激，可激活血液循环系统，促进术后麻醉药物代谢，从而起到促进全麻苏醒的效果。

12. 海泉

定位：在舌体下正中，即舌系带中点。

局部解剖：有舌动脉、舌静脉的分支，分布着来自三叉神经的舌神经和舌下神经。

操作方法：用速刺法，针刺 0.3 厘米深，出血微许。

针感要求：舌下有刺痛感，舌体肌肉收缩。

主治病种：舌下神经麻痹、舌炎、语言障碍、呕吐、糖尿病等。（《简明中医辞典》：海泉穴属经外穴名。位于舌系带中点。主治消渴、呃逆，直刺 0.1~0.2 寸，或点刺放血。）

13. 下巨髎

定位：下颌部；垂线对巨髎穴，横线平承浆穴；指尖可掐得颏孔凹陷处。（巨髎穴：在上嘴唇两旁，垂线对四白穴，横线平水沟穴；承浆穴：下嘴唇下方凹陷处的颏唇沟中央。）

局部解剖：下颌骨前面，下唇方肌中；有面动脉、面静脉分支；分布着三叉神经第三支的颏神经和面神经的下颌缘支。

操作方法：直刺或斜刺 0.6 厘米深。

针感要求：局部出现酸胀麻，强化针感会向嘴唇或下颌放射。

主治病种：面神经麻痹、口裂诸肌痉挛、流涎、下牙痛、三叉神经痛、齿龈炎、失语等。

14. 下禾髎

定位：位于下颌部；垂线对禾髎穴，横线平承浆穴；在下巨髎穴与承浆穴之间的中点。（禾髎：在上嘴唇两旁，垂线对迎香，横线平水沟；承浆穴：位于下嘴唇下方凹陷处的颏唇沟中央。）

局部解剖：在下唇方肌中；有面动脉、面静脉，分布着三叉神经第三支的颏神经和面神经的下颌缘支。

操作方法：直刺或斜刺 0.6 厘米深。

针感要求：局部出现酸、胀、麻感，强化针感会向嘴唇放射。

主治病种：面神经麻痹、口裂诸肌痉挛、下牙痛、口腔炎、流涎、三叉神经痛、齿龈炎、失语等。

15. 下承浆

定位：承浆穴直下，下颌正中。（承浆穴：位于下嘴唇下方凹陷处的颏唇沟中央。）

局部解剖：下颌骨前面，颏肌中，有面动脉、面静脉的分支，分布着三叉神经第三支的颏神经。

操作方法：直刺或斜刺 0.6 厘米深。

针感要求：以局部出现酸、胀、麻感为主。

主治病种：流涎、慢性咽喉炎、呕吐、食欲不振，对儿童恶心、呕吐、消化障碍等病症效果显著。

16. 新会

定位：耳垂下约 1.6 厘米（大约食指头一横指）、下颌角上方约 1.6 厘米处，耳区听会穴直下。

局部解剖：在咬肌部，皮下为腮腺；有咬肌动脉；分布着三叉神经第三支的咬肌神经、面神经下颌缘支；有颈丛的耳大神经和三叉神经第三支皮肤感觉神经。

操作方法：直刺 0.6~1.2 厘米深。

针感要求：以局部酸、胀、麻感为主，若针感强烈会向耳后放射。

主治病种：三叉神经（第二支、第三支）痛、牙痛、腮腺炎、颈部诸肌挛缩或疼痛、颈部扭伤、口腔炎、咀嚼肌痉挛、面神经麻痹、面肌痉挛、甲状腺肿、声音嘶哑、语言障碍、耳鸣、耳聋。

二、颈部穴位

颈部穴位见图 4.2.3。

1. 风池

定位：枕骨下际，位于胸锁乳突肌与斜方肌上端之间的凹陷处。

局部解剖：在胸锁乳突肌与斜方肌上端附着部之间的凹陷处，深层为头夹肌；有枕动脉、枕静脉分支；分布有枕小神经之支。

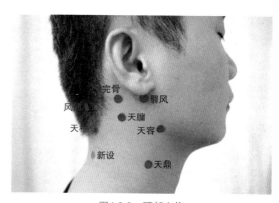

图4.2.3　颈部穴位

操作方法：取坐位，针尖朝向对侧鼻孔或下颌尖，直刺 1.5~3.3 厘米。

针感要求：向头顶、头颞侧放射，有时扩散到前额或眼区。

主治病种：头痛、眩晕、颈项强痛、目赤痛、泪出、鼻渊、鼻出血、耳聋、中风、口眼㖞斜、感冒、落枕。

现代研究：针刺风池穴，能够修复受损的三叉神经感觉纤维，使神经纤维的髓鞘重生，解除神经伪突触，还可促进面部和脑部的血液流通，起到疏通头部经络系统、缓解偏头痛的作用；具有缓解血管痉挛、扩张血管和收缩血管的双重作用，从而改善椎 - 基底动脉缺血的情况。

临床配穴：配新设、天柱等，可治疗颈椎病项痛；配太阳、合谷等，可治疗偏头痛；配百会、水沟、外关、太冲、足三里、十宣等，可治疗中风；配其他穴位可治疗眼疾。（《针灸大成》：瘼侵睛：风池、睛明、合谷、太阳。

《针灸甲乙经》：主治颈痛，项不得顾，目泣出，多漓，鼻鼽衄，目内眦赤痛，气厥，耳目不明，喉痹伛偻引项筋挛不收。《千金方》：风池、脑户、玉枕、风府、上星，主目痛不能视。）

2. 翳风

定位：耳垂根后方的凹陷处，乳突与下颌骨的中间。

局部解剖：其肌层下有耳后动静脉、颈外浅静脉、耳大神经分布，深层为面神经主干。

操作方法：直刺 1.0~3.3 厘米深。

针感要求：局部出现酸、胀、麻感，可扩散至半侧面部。

主治病种：腮腺炎、耳鸣、中耳炎、面神经麻痹、口腔炎、言语障碍、甲状腺炎、三叉神经痛、呕吐、膈肌痉挛。

现代研究：此穴附近分布有颈外动静脉、面神经干、迷走神经、舌下神经、舌咽神经等组织结构；针刺此穴可以起到改善局部神经调节、血管营养、淋巴循环等作用。

临床配穴：配颊车、地仓、阳白、新会等，可治疗面神经麻痹；配中渚、听宫等，可治疗耳鸣。（《针灸甲乙经》：痉，（暗）不能言，翳风主之。《针灸大成》：翳风穴，主耳鸣耳聋，口眼㖞斜，脱颔颊肿，口噤不开，不能言。）

3. 扶突

定位：颈外侧部，喉结旁，当胸锁乳突肌的前、后缘之间。

局部解剖：在胸锁乳突肌与胸骨头间颈阔肌中，深层为肩胛提肌起始点，深层内侧有颈升动脉；分布有耳大神经、颈皮神经、枕小神经及副神经。

操作方法：直刺 1.2 厘米深。

针感要求：局部出现酸胀感，可向咽喉部放散。

主治病种：咳嗽、喘息、咽喉肿痛、暴暗、痉挛性斜颈、甲状腺等疾病。

现代研究：针刺扶突穴，可增强头、颈及胸部皮肤痛阈，常用于这些部位手术的针刺麻醉，如针刺扶突透翳风穴用于脑手术针刺麻醉，镇痛效果良好，手术成功率在 90% 以上，优良率达 80%，对前颅凹、颞顶枕区、后颅凹等不同部位手术的镇痛效果显著；针刺本穴，配足三里、太冲，或配腕针，对甲状腺瘤、甲状腺囊腺瘤、甲状腺次全切除术或全叶切除术的镇痛效果良好，针麻优良率在 90% 以上；针刺扶突穴对甲状腺手术有良好的麻醉效果，且相当稳定；针刺扶突穴也可使胸内手术（肺、食管、纵隔）得到良好的麻醉效果，对胸交感神经有一定作用（可能是外周阻滞作用），使胸腔区域内获得良好的镇痛作用，表明扶突的针刺麻醉效果具有相对特异性；针刺扶突穴不仅能使大脑皮层兴奋程度增强，还可使正常人甲状腺对碘的摄取量增加。

临床配穴：配廉泉、合谷等穴，可治疗暴喑。（《灵枢·寒热病》：暴喑气哽，取扶突与舌本出血。《针灸甲乙经》：咳逆上气，咽喉鸣喝喘息。《备急千金要方》：暴喑不能言；舌本出血。《针灸大成》：主咳嗽多唾，上气，咽引喘息，喉中如水鸡声，暴喑气哽。《循经考穴编》：咽嗌不利；瘿肿。）

4. 天柱

定位：颈后区，横平第二颈椎棘突上际，斜方肌外缘的凹陷处。

局部解剖：在斜方肌起部，深层为头半棘肌；有枕动脉干、枕静脉干，分布有枕大神经干。

操作方法：直刺 1.0~3.3 厘米深。

针感要求：局部出现酸胀感，可向颈枕部扩散。

主治病种：头痛、失眠、神经衰弱、落枕、颈椎病、嗅觉障碍、鼻塞、扁桃体炎、咽喉炎、气管炎等疾病。

现代研究：针刺患侧天柱，可使肌电幅度升高，入针后持续 5~45 分钟，能有效缓解局部斜方肌的痉挛酸痛。

临床配穴：常配风池、新设等穴，可治疗颈椎病。（《灵枢·厥病》：厥头痛，项先痛，腰脊为应，先取天柱，后取足太阳。《灵枢·寒热病》：暴挛痫眩，足不任身，取天柱。《针灸甲乙经》：眩，头痛重，目如脱，项似拔，狂见鬼，目上反，项直不可以顾，暴挛，足不任身，痛欲折，天柱主之。癫疾互引，天柱主之。咽肿难言，天柱主之。热病汗不出，天柱主之。《铜人腧穴针灸图经》：治足不任身体……头旋脑痛。《针灸大成》：主项强不可回顾……五脏气乱，在于头，取之天柱、大杼，不补不泻，以导气而已。《备急千金要方》：天柱，主不知香臭。）

5. 新设

定位：风池穴直下，第四颈椎旁约 3.3 厘米，斜方肌外侧凹陷处。

局部解剖：在第四颈椎横突的尖端，有颈横动脉的分支，分布着颈神经。

操作方法：直刺 1.5~3.3 厘米深；针刺方向朝喉结，与水平线夹角成 50°。

针感要求：针尖朝脊柱内下方，逐层深入，针感向头后枕部及颈下部扩散，有时也会向颈项外侧传导；针两侧新设，颈部有局部重胀感，犹如颈部被紧扣的感觉。

主治病种：偏头痛、前额部头痛、枕部痛、颈或肩背部痛、颈项肌痉挛和扭伤、机能性斜颈、膈肌痉挛、截瘫、感冒、脑炎、斑疹伤寒、恶心、呕吐、眩晕、面肌痉挛、偏瘫、口腔炎、眼疾、失眠、颈椎病、中风及中风后遗症、多发性抽动－秽语综合征、脊髓侧索硬化症、臂丛神经麻痹、慢性咽炎、强直性脊柱炎、神经症、脊神经根炎等。

现代研究：针刺新设穴，可刺激颈丛的膈神经和迷走神经，使兴奋的膈神经和迷走神经受到抑制，阻断膈肌痉挛反射，从而达到治疗呃逆的目的。

临床配穴：配肩髃、条口、新义、肩髎等，可治疗肩周炎；配风门、肩井、曲垣、天宗、肩贞、臂穴、曲池、新义等，可治疗颈椎病。（《新针灸学》在应用上指出"头痛，重点取新设、天柱、太阳和百会""治口腔和咽喉疾病，后项部取天柱或新设，配外关、足三里"。）

三、肩部穴位

肩部穴位见图4.2.4。

1. 巨骨

定位：肩部，当锁骨肩峰端与肩胛冈之间凹陷处。

局部解剖：在斜方肌与冈上肌中，深层有肩胛上动脉、肩胛上静脉，分布有锁骨上神经分支、副神经分支，深层为肩胛上神经。

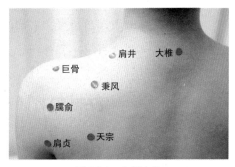

图4.2.4　肩部穴位

操作方法：针尖垂直向下，直刺1.0~2.0厘米深。

针感要求：局部出现酸麻胀、触电样等针感；若针感强烈，可传至手臂内侧。

主治病种：肩背疼痛、半身不遂、肩周炎、小儿抽搐、下牙痛等。

临床配穴：配巨骨、天牖、缺盆、神道、大杼、天突、水道等穴，可治疗肩背痛。（《针灸甲乙经》：肩背髀不举，血瘀肩中，不能动摇，巨骨主之。《针灸大成》：主惊痫，破心吐血，臂膊痛，胸中有瘀血，肩臂不得屈伸。《备急千金要方》：主肩中痛，不能动摇。《铜人腧穴针灸图经》：治肩膊痛，胸中有瘀血，肩背不得屈伸而痛。）

2. 肩中俞

定位：背部，当第七颈椎棘突下，旁开约6厘米。

局部解剖：在第一胸椎横突端，在肩胛骨内侧角边缘；表层为斜方肌，深层为肩胛提肌和菱形肌；有颈横动脉、颈横静脉；分布有第一胸神经后支内侧皮支、肩胛背神经和副神经。

操作方法：针尖稍微朝向脊柱内侧，逐层深入，直刺1.6~3.3厘米深。

针感要求：局部出现酸、胀、麻感，针感向脊柱上下部扩散，有时也向前胸胁肋部传导。

主治病种：肩背疼痛、颈项强急等肩背、颈项痹证，以及上肢运动障碍、支气管炎、肺炎、落枕、高血压、低血压等。

临床配穴：配肩髃、外关，可主治肩背疼痛；配大椎、后溪等，可主治颈项强急、颈胸椎病及肩背酸痛。（《针灸甲乙经》：寒热病，目不明，咳上气，唾血，肩中俞主之。《铜人腧穴针灸图经》：治寒热目视不明。《针灸大成》：主咳嗽，上气唾血，寒热，目视不明。《循经考穴编》：寒热劳嗽，肩胛痛疼。）

3. 肩外俞

定位：肩胛骨内侧角边缘，平背部正中线上的陶道穴。

局部解剖：浅层有第一胸神经后支的皮支分布，深层有副神经、肩胛背神经和肩胛背动脉的分支分布；分布有第一、第二胸神经后支内侧皮支及副神经，深层为肩胛背神经及颈横动脉、颈横静脉。

操作方法：针尖稍微朝向脊柱内侧，逐层深入；直刺1.6~3.3厘米深。

针感要求：局部出现酸、胀、麻感，针感向脊柱上下部扩散，有时也向前胸胁肋部传导。

主治病种：肩背疼痛、颈项强急等肩背、颈项痹证，以及上肢运动障碍、支气管炎、肺炎、落枕、高血压、低血压等。

临床配穴：配大椎、后溪等，主治颈项强急、颈胸椎病及肩背酸痛。（《针灸甲乙经》：肩胛痛而寒至肘，肩外俞主之。《太平圣惠方》：肩中痛，发寒热，引项急强，左右不顾。《铜人腧穴针灸图经》：治肩胛痛。《针灸大成》：主肩胛痛，周痹寒至肘。）

4. 新社

定位：胸部第三侧线云门穴的外方，锁骨肩峰端的下方，肩胛骨喙突和肱骨头之间的凹陷处。

局部解剖：三角肌的锁骨起始部，深层是肩韧带；有胸肩峰动脉的三角肌支；分布着锁骨上神经和腋神经。

操作方法：直刺或斜刺 1.0~1.5 厘米深；要按伸肘仰掌位定穴；针刺时，取旋前位，伸肘俯掌或屈肘俯掌位，这样才能刺进两骨之间。

针感要求：局部产生酸胀感，针感扩散至肩部及上臂部。

主治病种：耳鸣、耳聋、肩关节痛、三角肌风湿、臂膊运动障碍、胸部痛、半身不遂、臂神经麻痹、突发性耳聋、多发性抽动－秽语综合征等。

临床配穴：常配肩髃、巨骨、新主、新设等穴，主治颈项强急、颈胸椎病、肩背酸痛。

四、上肢穴位

上肢穴位见图 4.2.5。

1. 合谷

定位：一手的拇指第一个关节横纹正对另一手的虎口边，拇指屈曲按下，指尖所指处。

局部解剖：在第一、第二掌骨之间；第一骨间背侧肌中，深层有拇收肌横头；有手背静脉网，为头静脉的起部；腧穴近侧正当桡动脉从手背穿向手掌之处；分布有桡神经浅支的掌背侧神经，深部有正中神经的指掌侧固有神经。

操作方法：直刺 1.0~1.5 厘米。

针感要求：局部出现酸、麻、胀感，针感向手腕、食指扩散。

主治病种：头痛、肩胛部疼痛、牙痛、腹痛、三叉神经痛、耳聋、耳鸣、感冒、扁桃体炎、面神经麻痹、偏瘫、神经衰弱等。

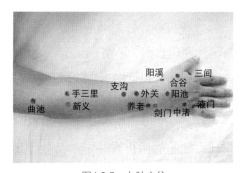

图4.2.5　上肢穴位

现代研究：针刺合谷，能改善面神经受损后面部运动的情况，促进受损面神经复合肌肉动作电位的恢复；可以诱导额叶和枕叶脑组织血流量和血流容积的增加，从而改善受损的中枢神经胆碱能系统；改善脑循环，增加脑血流量，提高大脑皮质兴奋性，提高丘脑－垂体－肾上腺皮质轴的兴奋性，降低大鼠血浆内皮素的水平，调整老年痴呆模型大鼠紊乱的信号传导，提高超氧化物歧化酶活性，降低丙二醛的活性，清除氧自由基和羟自由基，保护脑细胞，减少神经元的损伤，提高老年痴呆模型大鼠的学习记忆能力；激活同侧小脑后叶上半月小叶以及对侧小脑后叶下半月小叶，激活的部位与治疗认知、情感障碍等疾病密切相关；降低下丘脑中的 PGE2 水平从而达到退热的效果。

临床配穴：配颊车、迎香等穴，可治疗面痛、面神经麻痹；配太冲，可治疗头痛、眩晕、高血压；配合谷、陷谷等穴，可治疗腹痛。(《针灸甲乙经》：痹痿臂腕不用，唇吻不收；聋，耳中不通；齿龋痛；喉痹；暗不能言；疳疟；狂易。《备急千金要方》：热病汗不出，紧唇，门噤不开，鼻鼽清涕出，面腹肿，吐舌颈戾喜惊。《千金翼方》：产后脉绝不还，胎上抢心；耳聋飕飕然如蝉鸣；烦热头痛。《外台秘要》：衄；目痛，瞑。《太平圣惠方》：目不明，生白翳；皮肤瘙疥，遍身风疹；小儿疳眼。)

2. 曲池

定位：完全屈肘，当肘横纹外侧横纹头端处。

局部解剖：当桡侧腕长伸肌起始部，肱桡肌的桡侧；有桡返动脉的分支；分布有前臂背侧皮神经；内侧深层为桡神经本干。

操作方法：直刺 1.5~2.5 厘米，可以针刺透少海穴。

针感要求：针感沿手臂向上下扩散，有麻电样针感传至指尖。

主治病种：感冒发热、咽喉炎、扁桃体炎、肩胛部疼痛、偏瘫、神经衰弱、心悸、心绞痛、荨麻疹、高血压病、口腔炎。

现代研究：针刺曲池可增强冠心病患者的心肌收缩力，使其心率减慢，对房性期前收缩、心房颤动有一定治疗作用，对高血压患者有降压作用；对血氧饱和度有调整作用；针刺曲池可使脑血流量增加，脑血管阻力降低，起针后脑血流量增加明显；针刺曲池可促进胃肠蠕动，使多数正常人的空腹血糖升高，肾上腺髓质分泌功能增强；针刺曲池还可调整血小板数量，对炎症病灶白细胞的游出有一定的抑制作用；可提高脑脊液中钙离子含量，调节体温。

临床配穴：配大椎、风池等，可治疗感冒发热；配合谷、肩髃、手三里、绝骨、昆仑、足三里等，可治疗中风偏瘫。(《针灸甲乙经》：伤寒余热不尽；胸中满，耳前痛，齿痛，目赤痛，颈肿，寒热，渴饮辄汗出，不饮则皮干热；肩肘中痛，难屈伸，手不可举，腕重急；目不明，热惊狂，躄痿痹；瘈疯，癫疾吐舌；喉痹不能言。《备急千金要方》：举体痛痒如虫啮，痒而搔之，皮便脱落作疮；腕外侧痛脱如拔；恶风邪气泣出喜忘；瘿恶气诸瘾疹；耳痛，湿痹。《太平圣惠方》：偏风半身不遂，投物不得，挽弓不开，肘臂偏细。《针灸资生经》：伤寒余疾，皮肤干燥。《扁鹊神应针灸玉龙经》：遍身风痛；两手拘挛红肿；伤寒发过经不除。《针灸大成》：曲池主绕踝风，手臂红肿，肘中痛，偏风半身不遂，恶风邪气，泣出喜忘，风瘾疹，喉痹不能言，胸中烦满，臂膊疼痛，筋缓捉物不得，挽弓不开，屈伸难，风痹，肘细无力，伤寒余热不尽，皮肤干燥，瘾疹癫疾，举体痛痒如虫啮，皮脱作疮，皮肤痂疥，妇人经脉不通。）

3. 后溪

定位：微握拳，第五掌指关节后尺侧的近端掌横纹头赤白肉际，掌横纹端，指尖掐得凹陷处。

局部解剖：小指尺侧，第五掌骨小头后方，小指展肌起点外缘；有指背动脉、指背静脉和手背静脉网；分布有尺神经手背支。

操作方法：直刺 1.0~2.0 厘米深。

针感要求：局部出现酸胀痛感，或麻电样针感扩散至手掌。

主治病种：头痛、腰背痛、手指及肘臂挛痛、耳聋、耳鸣、偏瘫。

现代研究：针刺后溪穴可激活大脑多个区域，多个功能区双侧均被激活，证实了中枢神经传导通路的存在，也揭示了经穴独特感传现象的存在，其中被激活的扣带回、岛叶属边缘系统，在镇痛过程中起到重要作用；针刺后溪穴还可增强相应部位的脑皮质代谢功能，从而增强脑皮质对缺氧的耐受能力，降低脑血管阻力，增加脑血流量，充足头面部病灶血供，有利于机体免疫机制的发挥和病灶的恢复。

临床配穴：配天柱、太阳，可治疗头痛；配翳风、听宫等，可治疗耳鸣、耳聋。（《针灸甲乙经》：振寒，寒热，肩膈肘臂痛，头不可顾，烦满身热，恶寒，目赤痛，眦烂，生翳膜，暴痛，衄衄，发聋，臂重痛，肘挛，痂疥，胸中引膈，泣出而惊，颈项强，身寒头不可以顾，后溪主之。寒热颈颔肿，后溪主之。狂互引癫疾数发，后溪主之。《备急千金要方》：主肩痛。主风身寒，主身热恶寒，主眦烂有翳，主泣出而惊。《玉龙歌》：时行疟疾最难禁，穴法由来未审明，若把后溪穴寻得，多加艾火即时轻。《针灸大成》：主胸满，颈项强，不得回顾……主头面项颈病，与申脉主客相应。手足拘挛战掉，中风不语痫癫，头痛眼肿泪涟涟，腿膝背腰痛遍。项强伤寒不解，牙齿腮肿喉咽，手麻足麻破伤牵，盗汗后溪先砭。《铜人腧穴针灸图经》：治疟寒热。）

4. 内关

定位：掌长肌腱与桡侧腕屈肌腱之间，距腕横纹上约 2 寸。

局部解剖：掌长肌腱与桡侧腕屈肌腱之间，深部为旋前方肌；有前臂正中静脉、正中动脉和骨间前动脉、前静脉分布；分布有前臂内外侧皮神经，深层有正中神经干及骨间前神经分布。

操作方法：直刺 1.0~1.5 厘米深。

针感要求：有麻电样针感传至中指尖。

主治病种：心绞痛、心肌炎、心律不齐、胃炎、癔症、胆囊炎、高血压病、肘臂疼痛等。

现代研究：针刺内关穴可通过多种细胞信号途径抑制趋化因子和黏附因子的释放，减少白细胞聚集，同时调节血管活性物质的释放，保护微血管；对缺血的心肌细胞具有保护作用，针刺的循经特异性效应在心脏钙通道的响应模式下，可改善钙通道及其相关蛋白表达的异常升高，抑制钙超载；可改善心肌缺血大鼠及心肌缺血合并慢性应激抑郁大鼠 HPA 轴亢进和心肌细胞钙离子通道表达，说明针刺内关穴既可以治疗心肌缺血，又可以治疗慢性应激抑郁。

临床配穴：配公孙、足三里，可治疗胃炎、胃脘痛；配曲池、太冲、足三里等，可治疗高血压病；单用内关，可治疗心绞痛、心动过速、心动过缓。（《针灸甲乙经》：心澹澹而善惊恐，心悲，内关主之。《备急千金要方》：凡心实者，则心中暴痛，虚则心烦，惕然不能动，失智，内关主之。《针灸大成》：主手中风热，失志，心痛，目赤，支满肘挛。实则心暴痛泻之，虚则头强补之。）

5. 凤眼

定位：拇指第一掌指与第二掌指关节横纹桡侧端。

局部解剖：有拇短展肌、桡动脉分支，分布着正中神经。

操作方法：直刺 0.3 厘米深。急救时采用速刺法进针后，行平稳、短促的浅刺。

针感要求：局部有稍胀、麻或触电样感觉。

主治病种：小儿夜盲症、急性结膜炎、口腔炎、咽喉炎、扁桃体炎、晕厥、红眼病、暴喑、中风后遗症、拇指伸屈困难、腱鞘炎等。

6. 虎口

定位：拇指和食指之间指蹼的正中点，该部位极敏感，被指尖掐时很痛。

局部解剖：在第一骨间背侧肌，有来自桡动脉的掌背动脉；分布着桡神经浅支。

操作方法：直刺 1.0~1.5 厘米深，此穴平时更多用灸疗。

针感要求：局部产生刺痛感，针感强烈可引起手指关节屈曲运动。

主治病种：眩晕、虚脱、发热汗不出、黄疸、支气管炎、腹痛、喉痛、黏痰不易吐出、小儿呕吐或消化不良、中风、失语、慢性咽炎、腱鞘炎、手汗症。

7. 新主

定位：三角肌中央，臂穴与肩胛部肩穴直线之间的中点。（臂：在肱骨的外侧，三角肌尖端的后缘，肱三头肌的外侧缘。肩：在肩端、肩峰和肱骨大结节的骨缝间，举臂时掐得到的凹陷处）

局部解剖：在三角肌中央，有旋肱后动脉、旋肱前动脉和胸肩峰动脉的三角肌支；分布着腋神经、臂外侧皮神经和锁骨上神经的分支。

操作方法：直刺 1.0~3.3 厘米深。

针感要求：局部产生酸胀、压重感，针感扩散至上臂部。

主治病种：急性肩关节疼痛和运动障碍、三角肌炎、举臂困难、偏瘫、胸大肌痛、中风、半身不遂、脊髓侧索硬化症、脊髓空洞症、多发性抽动 - 秽语综合征等。

临床配穴：常配肩髃、巨骨、新主、新设等，主治颈项强急、颈胸椎病、肩背酸痛。

8. 剑门

定位：在尺骨环状关节面，指尖掐得到的凹陷处。

取穴法：屈肘俯掌旋前位，在尺骨小头的凸出处（在小指与无名指之间的指缝直上）做点穴记号，然后以旋后位举手到胸，记号变换位置，记号所在处即剑门穴，又叫"腕转剑门开"；按此法取穴，在临床上用之有效。

局部解剖：尺侧腕伸肌腱和小指固有伸肌腱之间，有右腕背侧动脉；分布着尺神经的手背分支和桡神经。

操作方法：直刺 0.3~1.0 厘米深，非旋后位举手姿势不能入针。

针感要求：局部产生酸胀、压重感，针感扩散至手指。

主治病种：眩晕、虚脱、发热汗不出、黄疸、小儿手足搐搦、三叉神经痛、腕关节与指关节痛、面肌痉挛、手指麻木等。

9. 新义

定位：桡骨粗隆和尺骨粗隆之间，肘前折量二节，与手三里穴平高；以屈肘俯掌位取穴。

局部解剖：在指总伸肌和尺侧腕伸肌之间，有骨间背侧动脉，深层有正中神经和桡神经深支通过；分布着桡神经肌支和前臂背侧皮神经。

操作方法：针尖垂直骨面，直刺 2.0~4.0 厘米深。

针感要求：沿手臂、肘部及手指出现酸、麻、胀及线条牵扯样针感，较强烈。

主治病种：臂痛、肩周炎、上肢单瘫、偏瘫、肝炎、肝区痛、心前区痛、心悸、心绞痛、慢性支气管炎、肺气肿、耳鸣、耳聋、膈肌痉挛、身体虚弱、感冒。

五、腹部穴位

腹部穴位见图 4.2.6。

1. 关元

定位：下腹部，前正中线上，脐直下 3 寸。

局部解剖：关元穴下为皮肤、皮下组织、腹白线、腹横筋膜、腹膜外脂肪、壁腹膜；浅层主要有十二胸神经前支的前皮支和腹壁浅动脉、浅静脉的分支或属支，深层有十二胸神经前支的分支。

操作方法：直刺 2.0~5.0 厘米深。

针感要求：局部出现酸、麻、痛感；加强针感，可向下腹部扩散。

主治病种：消化不良、慢性肠炎、高血压病、失眠、尿路感染、中风脱证、遗精、阳痿、疝气、遗尿、月经不调、痛经、经闭、带下、崩漏、腹痛、泄泻、痢疾、功能性子宫出血、子宫脱垂、晕厥、休克、小儿遗尿等。

现代研究：针刺实验性细菌性

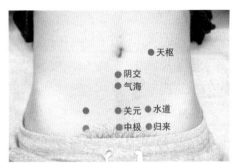

图4.2.6 腹部穴位

痢疾狗或猴的"关元"，可使抗体效价增高；艾灸关元，对休克患者的血压及体温均有升高作用；灸刺关元，对实验家兔因组织胺导致的血管通透性增高有显著的抑制作用，并对组织胺引起的家兔实验性休克有抗休克作用；艾灸关元，可增加实验家兔的心输出量，不增加心率，减轻外周血管阻力，增加肾血流量及肾小球滤过率和钠离子、钾离子的排泄；针刺中极、关元、大赫等穴对垂体 – 性腺功能有促进作用，可引起血浆黄体生成素、卵泡刺激素水平发生变化，改善迟发排卵问题，对男子精子缺乏症也有一定疗效；艾灸关元，可使实验小鼠溶血空斑形成且细胞增加；艾灸关元，可使肿瘤患者免疫力增强；刺灸关元，可使氧摄取率明显降低，氧耗量明显增高，提升机体代偿能力；关元处捻针，可使膀胱神经支配完全性尿潴留患者逼尿肌收缩。

临床配穴：配气海、肾俞（重灸）、神阙（隔盐灸），可急救中风脱证；配足三里、脾俞、公孙、大肠俞穴，可治虚劳、内急、腹痛；配三阴交、血海、中极、三阴交，可治月经不调。（《灵枢·寒热病》：身有所伤，血出多及中风寒，若有所堕坠，四肢懈惰不收，名曰体惰。取其小腹脐下三结交。三结交者，阳明太阴也，脐下三寸关元也。《针灸甲乙经》：奔豚寒气入小腹，时欲呕，伤中溺血，小便数，背脐痛引阴，腹中窘急欲凑，后泄不止，关元主之。石水，痛引胁下胀，头眩痛，身尽热，关元主之。胞转不得溺，少腹满，关元主之。暴疝，少腹大热，关元主之。女子绝子，衃血在内不下，关元主之。《铜人腧穴针灸图经》：治脐下疗痛，小便赤涩，不觉遗沥，小便处痛，状如散火，溺血，暴疝痛，脐下结血，状如覆杯，转胞不得尿，妇人带下瘕聚，因产恶露不止，月脉断绝，下经冷。《针灸大成》：主积冷虚乏，脐下绞痛，渐入阴中，发作无时，冷气结块痛，寒气入腹痛，失精白浊，溺血，七疝，风眩头痛，转脬闭塞，小便不通，黄赤，劳热，石淋，五淋、泄利、奔豚抢心，脐下结血，状如覆杯，妇人带下，月经不通，绝嗣不生，胞门闭塞，胎漏下血，产后恶露不止。《太平圣惠方》：引岐伯云，但是积冷虚乏病，皆宜灸之。《类经图翼》：此穴当人身上下四旁之中，故又名大中极，乃男子藏精，女子畜血之处。《扁鹊心书》：每夏秋之交，即灼关元千壮，久久不畏寒暑。人至三十，可三年一灸脐下三百壮；五十，可二年一灸脐下三百壮；六十，可一年一灸脐下三百壮，令人长生不老。）

2. 水道

定位：同关元穴平高，距正中线 2 寸。

局部解剖：水道穴下为皮肤、皮下组织、腹直肌鞘前层、腹直肌、腹直肌鞘后层、腹横筋膜、腹膜下筋膜、壁腹膜，有肋下动脉、静脉分支，外侧为腹壁下动脉、静脉；分布着第十一肋间神经。

操作方法：直刺 2.0~3.3 厘米深。

针感要求：局部出现酸、麻、胀感；加强针感，可向下腹部扩散。

主治病种：肾炎、膀胱炎、尿潴留、腹痛、脱肛、盆腔炎等疾病。

现代研究：针刺水道穴，可使肾炎患者排尿量增加，全身体表浮肿减轻。

临床配穴：配三阴交、中极、合谷等，可治疗盆腔炎；配阴陵泉、曲骨、三阴交等，可治疗尿潴留。（《针灸甲乙经》：三焦约，大小便不通，水道主之。小腹胀满，痛引阴中，月水至则腰脊痛，胞中瘕，子门有寒，引髌髀，水道主之。《备急千金要方》：三焦、膀胱、肾中热气，灸水道随年壮。少腹胀满，痛引阴中，月水至则腰脊痛，胞中瘕，子门寒，大小便不通，刺水道入二寸半，灸五壮。《千金翼方》：妊胎不成，若堕胎腹痛，漏胞见赤，灸胞门五十壮。关元左边二寸是也，右边名子户。子脏闭塞不受精，灸胞门五十壮；胞衣不出，或腹中积聚，皆针胞门入一寸，先补后泻。去关元左二寸；子死腹中及难产，皆针胞门。）

3. 天枢

定位：位于腹部，横平脐中，距离正中线 2 寸。

局部解剖：穴下为皮肤、皮下组织、腹直肌鞘前层、腹直肌、腹直肌鞘后层、腹横筋膜、腹膜下筋膜，有第十肋间动脉、静脉分支及腹壁下动脉、静脉分支；分布着第十肋间神经分支。

操作方法：直刺 2.5~5.0 厘米深。

针感要求：局部有酸胀感；加强针感，可扩散至腹部。

主治病种：便秘、腹胀、腹泻、急性肠炎、脐周围痛、腹水、肠麻痹、消化不良、恶心想吐、胆囊炎、麻疹、肾炎、阑尾炎等。

现代研究：针刺天枢穴可增强肠蠕动，使消化不良患儿低下的胃游离酸、总酸度、胃蛋白酶和胃脂肪酸活性迅速恢复正常；对免疫球蛋白 G（IgG）、免疫球蛋白 A（IgA）、免疫球蛋白 M（IgM）均有不同程度的升高作用；还可提高血浆中的白细胞杀灭痢疾杆菌的能力，提升白细胞的吞噬能力。

临床配穴：配足三里，有和中止泻的作用，主治小儿腹泻；配足三里、大肠俞，有温通气机、调理肠腑的作用，可治肠麻痹、便秘、肠炎；配中极、三阴交、太冲，有疏肝理气、调经止痛的作用，可治月经不调和痛经。（《针灸甲乙经》：腹胀肠鸣，气上冲胸，不能久立，腹中痛濯濯。冬日重感于寒则泄，当脐而痛，肠胃间游气切痛，食不化，不嗜食，身肿，挟脐急，天枢主之。疟，振寒，热甚狂言，天枢主之。脐疝，绕脐而痛，时上冲心，天枢主之。气疝哕呕，面肿，奔豚，天枢主之。大肠胀者，天枢主之。阴疝，气疝，天枢主之。女子胞中痛，月水不依时休止，天枢主之。《备急千金要方》：小便不利……灸天枢百壮。天枢，主疟振寒，热盛狂言。天枢，主冬月重感于寒则泄，当脐痛，肠胃间游气切痛。《针灸大成》：主奔豚，泄泻，胀疝，赤白痢，水痢不止，食不下，水肿腹胀肠鸣，上气冲胸，不能久立，久积冷气，绕脐切痛，时上冲心，烦满呕吐，霍乱，冬月感寒泄利，疟寒热狂言，伤寒饮水过多，腹胀气喘，妇人女子症瘕，血结成块，漏下赤白，月事不时。）

4. 上脘

定位：位于上腹部，前正中线上，巨阙穴直下 1 寸。

局部解剖：穴下为皮肤、皮下组织、腹白线、腹横筋膜、腹膜外脂肪、壁腹膜；浅层主要分布有第七胸神经前支的前皮支和腹壁浅静脉的属支，深层主要有第七胸神经前支的分支。

操作方法：直刺 2.0~5.0 厘米深。

针感要求：局部出现酸胀感，可扩散至上腹部。

主治病种：急性或慢性胃炎、胃痉挛、胃下垂、消化不良、胃溃疡、慢性肠炎、支气管炎。

现代研究：针刺上脘穴对胃及十二指肠溃疡的治疗有一定的效果，可使症状减轻，促进溃疡愈合，对胃酸分泌也有一定影响；还可解除膈肌痉挛，加速食管蠕动。

临床配穴：上脘配巨阙、内关，可治急性胃痛、呕吐、呃逆；上脘配丰隆，有理气止痛、清热化痰的作用，主治心痛呕吐、伤寒吐蛔；上脘配三焦俞，可治胃胀、积食不化等。（《针灸甲乙经》：头眩痛，身热，汗不出，上脘主之。心痛，有三虫，多涎，不得反侧，上脘主之。饮食不下，膈塞不通，邪在胃脘，在上脘则抑而下之。寒中伤饱，食饮不化，五脏膜满胀，心腹胸胁支满胀，则生百病，上脘主之。心下有膈，呕血，上脘主之。《铜人腧穴针灸图经》：治心中热烦，奔豚气胀不能食，霍乱吐利，身热汗不出，三焦多涎，心风惊悸，心痛不可忍，伏梁气状如覆杯，针入八分，先补后泻之，神验。如风痫热病，宜先泻后补，其疾立愈，灸亦良，日可灸二七壮至一百壮。《针灸大成》：主腹中雷鸣相逐，食不化，腹疗刺痛，霍乱吐利，腹痛，身热，汗不出，反胃呕吐，食不下，腹胀气满，心忪惊悸，时呕血，痰多吐涎，奔豚，伏梁，二虫，卒心痛，风痫，热病，马黄黄疸，积聚坚大如盘，虚劳吐血，五毒疰不能食。《玉龙歌》：九种心痛及脾疼，上脘穴内用神针，若还脾败中脘补，两针神效免灾侵。）

5. 中脘

定位：胸骨下端和脐中连接线中点。

局部解剖：穴下为皮肤、皮下组织、腹白线、腹横筋膜、腹膜外脂肪、壁腹膜；浅层主要分布有第八胸神经前支的前皮支和腹壁浅静脉的属支，深层有第八胸神经前支的分支。

操作方法：直刺 2.0~5.0 厘米深。

针感要求：局部出现酸胀、沉重感，针感扩散至胃部，有收缩感。

主治病种：急性或慢性胃炎、胃痉挛、胃下垂、消化不良、膈肌痉挛、呕吐、腹泻，对抢救虚脱患者有明显疗效。

现代研究：针刺中脘对胃肠功能有调节作用，可使健康人的胃蠕动功能增强，表现为幽门开放、胃下缘轻度升高；弱刺激中脘可促进胃运动，强刺激则抑制胃运动；可增加安静时人体的通气量、耗氧量和最大通气量；可使白细胞明显上升，中性粒细胞比例相应上升，对脾功能亢进、白细胞减少者也有同样效果；艾灸中脘，能抑制癌鼠瘤体增大，提高癌鼠血浆 cAMP/cGMP 值，增强其脾自然杀伤细胞（NK 细胞）毒活性、脾淋巴细胞的聚羟基脂肪酸酯（PHA）诱导转化功能和脾淋巴细胞对绵羊红细胞（SR-BC）诱导的空斑形成细胞（PFC）的反应能力；针刺中脘穴，对膀胱张力有调节作用；还有研究显示，对实验性糖尿病家兔单灸"中脘"，可降低其血糖和尿素氮。

临床配穴：配天枢、内关、气海，可治急性肠梗阻；配天枢、足三里，可治痢疾；配天枢、足三里、内庭，可治霍乱吐泻；中脘配胃俞，属俞募配穴法，有调中和胃、宽中利气的作用，主治胃脘胀满、食欲不振、呕吐呃逆。

（《针灸甲乙经》：心痛身寒，难以俯仰，心疝气冲胃，死不知人，中脘主之。伤忧悁思气积，中脘主之。腹胀不通，寒中伤食，饮食不化，中脘主之。小肠有热，溺赤黄，中脘主之。溢饮胁下坚痛，中脘主之。《铜人腧穴针灸图经》：治心下胀满，伤饱食不化，霍乱吐泻不自知，心痛，温疟，伤寒，饮水过多，腹胀气喘，因读书得奔豚气上攻，伏梁，心下状如覆杯，寒癖结气。针入八分，留七呼，泻五吸。《针灸大成》：主五膈，喘息不止，腹暴胀，中恶，脾疼，饮食不进，反胃，赤白痢，寒癖，气心疼，伏梁，心下如覆杯，心膨胀，面色萎黄，天行伤寒，热不已，温疟先腹痛，先泻，霍乱，泻出不知，饮食不化，心痛，身寒，不可俯仰，气发噎。）

6. 下脘

定位：上腹部，前正中线上，中脘穴和脐中连接线中点。

局部解剖：穴下为皮肤、皮下组织、腹白线、腹横筋膜、腹膜外脂肪、壁腹膜；浅层主要分布有第九胸神经前支的前皮支和腹壁浅静脉的属支，深层有第九胸神经前支的分支。

操作方法：直刺 2.0~5.0 厘米深。

针感要求：局部出现酸胀感。

主治病种：急性或慢性胃炎、胃下垂、消化不良、胃及十二指肠溃疡、膈肌痉挛、呕吐、肠炎。

现代研究：针刺下脘对胃肠功能有调节作用，可促进胃及十二指肠溃疡的愈合，胃液分泌多且保持高分泌状态，胃的总酸度和自由酸度多趋于正常化；针刺下脘，可使肠功能障碍者功能正常化；针刺下脘，还可提高机体免疫力，使白细胞总数和血浆中游离组胺含量均趋正常化；针刺下脘，还可显著提升白细胞的吞噬能力。

临床配穴：配中脘、内关、足三里，可治胃炎、消化不良；配梁门，可治消化道溃疡；配关元，可治大便带血。[《针灸甲乙经》：食饮不化，入腹还出，下脘主之。《外台秘要》：主食饮不化，入腹还出，六腑之谷气不转。《铜人腧穴针灸图经》：治腹痛，六腑之气寒，谷气不转，不嗜食，小便赤，腹坚硬，痞块，脐上厥气动，日渐羸瘦。《针灸大成》：主脐下厥气动，腹坚硬，胃胀，羸瘦，腹痛，六腑气寒，谷不转化，不嗜食，小便赤，痞块连脐上厥气动，日渐瘦，脉厥动，反胃。反胃，先取下脘，后取足三里（泻），胃俞，膈俞（百壮），中脘，脾俞。《百症赋》：腹内肠鸣，下脘、陷谷能平。]

六、腰部穴位

腰部穴位见图 4.2.7。

1. 三焦俞

定位：第一腰椎棘突下，旁开 1.5 寸。

局部解剖：穴下为皮肤、皮下组织、背阔肌、下后锯肌、骶棘肌，有第一腰动脉、静脉后支；分布着第十胸神经后支外侧皮支，深层为第一腰神经后支的外侧支。

操作方法：直刺 1.0~2.0 厘米深，不宜向外侧深刺。

针感要求：局部出现酸胀感，可向腰部及腹部扩散。

主治病种：腰痛、肾炎、胃炎、胃痉挛、消化不良、便秘、遗尿、遗精、泌尿系结石、神经衰弱。

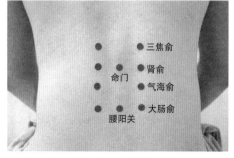

图4.2.7　腰部穴位

现代研究：针刺三焦俞，对泌尿系结石有较好的治疗作用，能提升排石功能。

临床配穴：配身柱、命门，有温补肾阳、强壮腰膝的作用，主治腰脊强痛、脊柱炎；配石门，为俞募配穴法，有利尿消肿的作用，主治水肿、小便不利；配大肠俞、气海、中极、足三里，可治急慢性肾炎。（《针灸甲乙经》：头痛、食不下、肠鸣腹胀、欲呕时泄，三焦俞主之。《铜人腧穴针灸图经》：肩背拘急，腰脊强。《针灸大成》：泄注下痢。《备急千金要方》：脏腑积聚胀满……不能饮食，灸三焦俞随年壮。《循经考穴编》：三焦俞，穴在第十三椎下，两旁相长脊各一寸五分……三焦热壅，气不升降，口苦唇裂，消渴。）

2. 肾俞

定位：腰部，第二腰椎棘突下，旁开 1.5 寸。

局部解剖：穴下为皮肤、皮下组织、背阔肌、骶棘肌、腰方肌、腰大肌，有第二腰动脉、静脉后支；分布着第一腰神经后支的外侧皮支，深层为外侧支。

操作方法：直刺或稍向中间斜刺，进针 1.5~3.3 厘米深。

针感要求：针感向骶尾部，或向前下方阴部，或向大腿内侧放射。

主治病种：急慢性肾炎、遗尿、遗精、阳痿、月经不调、水肿、耳鸣、耳聋、腰痛尿崩症、泌尿系结石、便秘。

现代研究：针刺肾俞，可使患者泌尿功能明显增强，酚红排出量增加，尿蛋白减少，血压下降，对正常机体的水利尿有抑制作用，但对肾病尿少者有利尿作用；针刺肾俞，对膀胱张力有一定的调节作用，可使紧张性膀胱松弛，松弛性膀胱紧张；针刺肾俞，可调节肠功能，还可提升免疫功能，调节和激活垂体－肾上腺皮质系统，增强巨噬细胞功能，提高精子成活率等。

临床配穴：配委中穴、太溪穴、章门穴等，主治腰痛；配关元穴、三阴交穴、天枢穴、太溪穴、水泉穴等，治月经不调；配天枢穴，可治疗便秘。（《针灸甲乙经》：寒热，食多身羸瘦，两胁引痛……久喘咳，少气，溺浊赤，肾俞主之。骨寒热、溲难，肾俞主之。《备急千金要方》：肾俞、内关，主面赤热。《铜人腧穴针灸图经》：虚劳羸瘦。《针灸大成》：肾虚水肿。主虚劳羸瘦，耳聋肾虚，水脏久冷，心腹膜满胀急，两胁满引少腹急痛。《医宗金鉴》：下元诸虚，精冷无子。《太平圣惠方》：理虚劳，耳聋，肾虚及水脏胀，挛急腰痛，小便浊，阴中疼，血精出，五劳七伤，冷呕，脚膝拘急，好独卧，急肿如水。）

3. 气海俞

定位：第三腰椎棘突下，旁开 1.5 寸。

局部解剖：穴下为皮肤、皮下组织、腹白线、腹横筋膜、腹膜外脂肪、壁腹膜；浅层主要有十一胸神经前支的前皮支和脐周静脉网，深层主要有第十一胸神经前支的分支。

操作方法：直刺或稍向中间斜刺，针刺 1.5~3.3 厘米深。

针感要求：针感向骶尾部，或前下方阴部，或大腿内侧放射。

主治病种：腰痛、高血压、急性肾炎、慢性肾炎、消化不良、糖尿病、急性肠炎、慢性肠炎、阑尾炎、便秘。

现代研究：针刺气海俞穴，可提高机体免疫力，使急慢性肠炎、菌痢、泄泻、便秘等症状减轻，康复加快，对肠功能有良好的调节作用；针刺气海俞穴，可改善肾脏功能，使肾炎患者的泌尿功能增强，酚红排出量较针前增多，尿蛋白减少，血压下降；还可使尿 17－羟类固醇含量增加，嗜酸性粒细胞减少，从而调节垂体－肾上腺素功能；还可提升精子成活率，提高精子质量。

临床配穴：配关元、膀胱俞、委中等，可治疗腰痛；配天枢，可治疗便秘、泄泻。(《灵枢·四时气》：腹中常鸣，气上冲胸，喘不能久立。邪在大肠，刺肓之原，巨虚上廉、三里。《针灸甲乙经》：少腹疝，卧善惊，气海主之。《备急千金要方》：妇人水泄利，灸气海百壮三报。《铜人腧穴针灸图经》：治脐下冷气上冲，心下气结成块，状如覆杯，小便赤涩，妇人月事不调，带下崩中，因产恶露不止，绕脐疗痛，针入八分，得气即泻，泻后宜补之，可灸百壮。今附气海者，是男子生气之海也。治脏气虚惫，真气不足，一切气疾久不瘥，悉皆灸之，慎如常法。《针灸资生经》：以为元气之海，则气海者，盖人元气所生也。《针灸大成》：主伤寒，饮水过多，腹胀肿，气喘，心下痛，冷病面赤，脏虚气急，真气不足，一切气疾久不瘥，肌体羸瘦，四肢力弱，奔豚七疝，小肠膀胱肾余，症瘕结块，状如覆杯，腹暴胀，按之不下，脐下冷气痛，中恶，脱阳欲死，阴证卵缩，四肢厥冷，大便不通，小便赤，卒心痛，妇人临经行房羸瘦，崩中，赤白带下，月事不调，产后恶露不止，绕脐疗痛，闪着腰痛，小儿遗尿。)

4. 大肠俞

定位：腰部，第四腰椎棘突下，旁开1.5寸。

局部解剖：穴下为皮肤、皮下组织、背阔肌、骶棘肌、腰方肌、腰大肌；有第四腰动脉、静脉后支，分布着第三腰神经的后支。

操作方法：直刺1.5~3.3厘米深。

针感要求：局部有酸胀感，针感向骶尾部扩散。

主治病种：腰背肌筋膜炎、肾炎、遗尿、高血压病、腹痛、腹胀、便秘、肠鸣、肠炎。

现代研究：针刺大肠俞，具有改善病变肠黏膜微循环的作用，有利于止血及促进炎症的吸收，促进溃疡的修复。

临床配穴：配天枢，为俞募配穴法，有培土健中、消积滞的作用，主治胃肠积滞，肠鸣腹泻；配肾俞、关元，可治直肠脱垂；配至阳、腰阳关，有强筋骨、利腰膝的作用，主治腰脊骶髂疼痛。(《备急千金要方》：大肠俞、八髎，主大小便不利。《千金翼方》：主肠癖泄痢。《外台秘要》：胀满、雷鸣，灸大肠腧百壮，三报之。《医学入门》：主腰脊痛，大小便难，或泻痢。《医宗金鉴》：大肠俞治腰脊疼，大小便难此可通，兼治泄泻、痢疾病，先补后泻要分明。《铜人腧穴针灸图经》：腰痛，肠鸣腹胀，绕脐切痛，大小便不利，洞泄食不化。《针灸大成》：主脊强不得俯仰。)

5. 膀胱俞

定位：在第二骶后孔的外方，即第二骶椎棘突下旁开 1.5 寸。

局部解剖：穴下为皮肤、皮下组织、背阔肌、骶棘肌，有骶外侧动、静脉后支；分布着第一、第二骶神经后支的外侧支。

操作方法：直刺 1.5~3.3 厘米深。

针感要求：局部有酸胀感，针感向骶尾部扩散；可向下肢扩散，也可经臀部向腘部扩散。

主治病种：腰骶痛、膀胱炎、泌尿系结石、遗尿、便秘、肠炎、盆腔炎。

现代研究：针刺膀胱俞，可使处于平静状态下的膀胱收缩，内压升高，还可使处于节律性收缩状态下的膀胱收缩增强，内压升高。有研究表明，下丘脑后部及延髓网状结构存在着一些与膀胱收缩功能有关的兴奋型与抑制型单位，它们对针刺膀胱俞能产生特异的效应。

临床配穴：配中极，为俞募配穴法，有清热利湿的作用，主治水道不利、癃闭、小便赤涩；配筋缩、犊鼻，有通经活络、健腰膝的作用，主治腰脊强痛、下肢无力；配阴廉、血海，有祛风清热、活血止痒的作用，主治阴部瘙痒、淋浊；配肾俞、关元、中极，可治阳痿、遗精。(《针灸甲乙经》：腰脊痛强引背少腹，俯仰难，不得仰息，脚痿重，尻不举，溺赤，腰以下至足清不仁，不可以坐起，膀胱俞主之。《外台秘要》：胀满结气如水肿胀，少腹坚如石。《医心方》：主脊痛强引背，少腹俯仰难，尿赤，腰以下至足清不仁。《备急千金要方》：膀胱俞主坚结积聚。膀胱俞主小便赤黄。脾俞、膀胱俞主热引骨痛。《铜人腧穴针灸图经》：风劳腰脊痛，遗溺，脚膝无力。《针灸大成》：主小便赤黄，遗溺。)

七、下肢穴位

下肢穴位见图 4.2.8。

1. 足三里

定位：外犊鼻下 3 寸，胫骨外侧约一横指处。

局部解剖：穴下为皮肤、皮下组织、胫骨前肌、长伸肌、小腿骨间膜，有胫前动脉、静脉；分布着腓肠外侧皮神经及隐神经的分支，

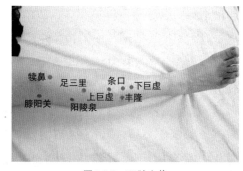

图4.2.8　下肢穴位

深层为腓深神经。

操作方法：直刺 3.0~5.0 厘米深。

针感要求：局部有麻胀感，或有线条牵扯样感传至外踝、大小趾，有的扩散到足背，有的向大腿外侧发散；部分针感可沿足阳明胃经逐渐循股上行传至股部和腹部。

主治病种：急性或慢性胃炎、胃及十二指肠溃疡、胆囊炎、呕吐、噎膈、腹胀、泄泻、痢疾、便秘、高血压病、脚气病、眩晕、荨麻疹、感冒。

现代研究：针刺足三里，可使白细胞总数、红细胞数、中性粒细胞数增加，嗜酸性粒细胞数减少，血沉加快，血内乳酸、丙酮酸含量升高，转氨酶活性增强；可改善胃肠蠕动功能，使胃蠕动减弱者增强，胃蠕动过强者减弱；能使健康人味觉阈值升高，唾液淀粉酶含量升高；能使大网膜对胃肠溃疡有修复作用；针刺足三里，还可促进乙肝表面抗原转阴率的提高，对免疫蛋白中的 IgG、IgA 有一定影响，能提高补体 C3DHA 值，从而控制发病；还能使尿中 17- 酮类固醇含量明显增高，肾上腺皮质变厚，细胞体积增大，腺体重量增加，经组织化学方法可观察到肾上腺皮质内的抗坏血酸、胆固醇和琥珀酸脱氢酶的活力增强；针刺足三里可提高痛阈，也可增加脑 5- 羟色胺（5-HT）总量的转换率，加强针刺镇痛效果；艾灸足三里，具有抗炎性渗出的作用，对各种特异性抗体或非特异性抗体都具有加速其产生并提高效价的效应，并在 T 细胞的免疫应答中起到调节作用。

临床配穴：配中脘、内关等，可治疗胃炎、胃脘痛；配天枢、脾俞、气海、肾俞等，可治疗慢性腹泻；配曲池、丰隆、三阴交等，可治疗眩晕、呕吐；配曲池、内关、太冲等，可治疗高血压。（《灵枢·邪气脏腑病形》：胃病者，腹膜胀，胃脘当心而痛，上支两胁，膈咽不通，食饮不下，取之三里也。善呕，呕有苦，长太息，心中憺憺，恐人将捕之，邪在胆，逆在胃。胆液泄则口苦，胃气逆则呕苦，故曰呕胆。取三里以下胃气逆，则刺少阳血络，以闭胆逆，却调其虚实，以去其邪……小腹痛肿、不得小便，邪在三焦，约取之太阳大络，视其络脉与厥阴小络结而血者，肿上及胃脘，取三里。《灵枢·五邪》：邪在脾胃，则病肌肉痛，阳气有余，阴气不足，则热中善饥；阳气不足，阴气有余，则寒中肠鸣腹痛。阴阳俱有余，若俱不足，则有寒有热，皆调于三里。《灵枢·四时气》：着痹不去，久寒不已，卒取其三里骨为干。肠中不便，取三里……《外台秘要》：凡人年三十以上，若不灸三里，令人气上眼闇，以三里下气。《针灸甲乙经》：阳厥凄凄而寒，少腹坚，头痛，胫股腹痛，消中，小便不利，善呕，三里主之。狂歌妄言，怒，恶人与火，骂詈，三里主之。痉，身反折，口噤，喉痹不能言，三里主之。五脏六腑之胀，皆取三里。三里者，胀之要穴也。水肿胀，皮肿，三里主之。肠中寒，胀满善噫，闻食臭，胃气不足，肠鸣腹痛泄，食不化，心下胀，三里主之。霍乱遗失，三里主之。阴气不足，热中，消谷善饥，腹热身烦，狂言，三里主之。胸中瘀血，胸胁支满，膈痛不能久立，膝痿寒，三里主之。乳痈有热，三里主之。《针灸大成》：主胃中寒，心腹胀满，肠鸣，脏气虚惫，真气不足，腹痛食不下，大便不通，心闷不已，卒心痛，腹有逆气上攻，腰痛不得俯仰，小肠气，水气蛊毒，鬼击，痃癖，四肢满，膝胻酸痛，目不明，产妇血晕。)

2. 阳陵泉

定位：腓骨小头前下方凹陷处，腓骨小头下缘一横指处。

局部解剖：穴下为皮肤、皮下组织、小腿深筋膜、腓骨长肌、腓骨短肌，有膝下外侧动脉、静脉，在腓总神经分为腓浅及腓深神经处。

操作方法：取侧卧位或俯卧位，垂直进针，直刺 3.0~5.0 厘米深。

针感要求：局部有麻胀感，针感向小腿直至足跟、足底放射。

主治病种：黄疸、口苦、呕吐、胁肋疼痛、腰痛、坐骨神经痛、膝关节炎、下肢痿痹、膝膑肿痛等。

现代研究：针刺阳陵泉，可使胆总管规律性收缩，蠕动增加，缓解奥狄氏括约肌痉挛；能增强胆囊的运动和排空能力，胆汁流出量有明显增加；还可以调节胃液分泌量；针刺阳陵泉对脑血流量有一定影响，可使脑血流量增加，脑血管阻力降低；针刺阳陵泉能通过调节 $GABA_B$ 受体（γ-氨基丁酸 B 型受体）的表达，提高 $GABA_B$ 受体介导的突触前、突触后抑制，从而治疗脑梗死后偏瘫肢体痉挛。

临床配穴：配环跳、风市、委中、悬钟等，有活血通络、疏调经脉的作用，可治半身不遂、下肢痿痹；配阴陵泉、中脘，有和胃理气、止痛的作用，主治胁肋痛；配日月、期门、外关、足临泣、太冲，可治胁肋痛；配人中、中冲、太冲，有祛风、镇静、解痉的作用，主治小儿惊风。(《灵枢·邪气脏腑病形》：胆病者，善太息，口苦，呕宿汁，心下憺憺，恐人将捕之，嗌中吩吩然数唾。在足少阳之本末，亦视其脉之陷下者灸之；其寒热者取阳陵泉。《针灸甲乙经》：胆胀者，胁下痛胀，口苦，好太息，阳陵泉主之。胁下支满，呕吐逆，阳陵泉主之。髀痛引膝，股外廉痛，不仁，筋急，阳陵泉主之。《铜人腧穴针灸图经》：治膝伸不得屈，冷痹脚不仁，偏风半身不遂，脚冷无血色。《针灸大成》：主膝伸不得屈，髀枢膝骨冷痹，脚气，膝股内外廉不仁，偏风半身不遂，脚冷无血色，苦嗌中介然，头面肿，足筋挛。《类经图翼》：主治偏风，半身不遂，足膝冷痹不仁，无血色，脚气筋挛。）

3. 委中

定位：腘横纹中点，股二头肌腱与半腱肌肌腱中间，腘动脉外侧。

局部解剖：穴下为皮肤、皮下组织、腘窝、腘斜韧带，皮下有股腘静脉，深层内侧为腘静脉，最深层为腘动脉，分布着股后皮神经及胫神经。

操作方法：取侧卧位或俯卧位，垂直进针，直刺 1.0~3.0 厘米深。

针感要求：局部出现酸、麻、沉胀感，针感向小腿外侧扩散，可向下传导至足跟。

主治病种：腰背痛、偏瘫、坐骨神经痛、下肢痿痹等腰及下肢病症，以及腹痛、腹胀、急性吐泻、小便不利、遗尿等。

现代研究：针刺委中，对膀胱压力有双向调节作用，一般可使膀胱内压有不同程度下降，对松弛性膀胱或尿潴留者，可使膀胱内压升高；针刺委中，不仅可使白细胞吞噬能力明显增强，病灶区腹膜粘连、炎性细胞渗出迅即停止，细菌培养转阴时间明显提前，还可以有效地进行体温调节。

临床配穴：配肾俞、腰阳关，有强腰舒筋、活络止痛的作用，主治腰腿痛、坐骨神经痛；配曲池、风市，有祛风清热、凉血解毒的作用，主治湿疹、疔疮；配阳陵泉、悬钟，有补髓强筋、活血通络的作用，主治下肢痿痹；配大椎、曲池、足三里，可治皮肤病。（《灵枢·邪气脏腑病形》：膀胱病者，小腹偏肿而痛，以手按之，即欲小便而不得，肩上热若脉陷，及足小趾不廉及胫踝后皆热若脉陷，取委中。《针灸甲乙经》：热病挟脊痛，委中主之。疟、头重、寒背起、先寒后热、渴不止、汗乃出，委中主之。筋急身热，少腹坚肿、时满、小便难、尻股寒、髀枢痛引季胁，内控八髎，委中主之。癫疾、反折，委中主之。《针灸大成》：大风发眉堕落，刺之出血。《备急千金要方》：腰痛挟脊至头沉沉然，凡腰脚重痛，于此刺出血，久痼宿疹，亦皆立已。《铜人腧穴针灸图经》：腰重不能举体，热病汗不出，足热厥逆满，膝不得屈伸。）

4. 地机

定位：胫骨内侧面后缘处，阴陵泉穴下 3 寸处。

局部解剖：穴下为皮肤、皮下组织、趾长屈肌、胫骨后肌，前方有大隐静脉及膝最上动脉的分支，深层有胫后动脉、静脉；神经分布同三阴交（分布着小腿内侧皮神经，深层后方有胫神经）。

操作方法：直刺 1.2~2.5 厘米深。

针感要求：局部有酸、麻、胀感，针感可扩散至小腿部。

主治病种：腰痛、腓肠肌痛、胃痉挛、月经不调、盆腔炎、痛经、急性膀胱炎、肾盂肾炎、尿道炎、遗尿。

现代研究：针刺地机，可使肾上腺髓质中儿茶酚胺囊泡的内容物和肾上腺皮质中脂质体的内含物减少，从而促进皮质激素的释放；还可以调节胰岛素的分泌。

临床配穴：配肾俞、中极、三阴交，可治疗痛经；配血海，可治疗月经不调；配阴陵泉，可治疗膀胱炎、尿道炎。（《针灸甲乙经》：溏瘕，腹中痛，脏痹，地机主之。《铜人腧穴针灸图经》：治女子血瘕，按之如汤沃股内至膝，丈夫溏泄，腹胁气胀，水肿，腹坚，不嗜食，小便不利。《针灸大成》：主腰痛不可俯仰，溏泄，腹胁胀，水肿腹坚，不嗜食，小便不利，精不足，女子症瘕，按之如汤沃股内至膝。《百症赋》：妇人经事改常，自有地机血海。）

5. 阴陵泉

定位：小腿内侧，胫骨内侧髁下缘与胫骨内侧缘之间的凹陷处。

局部解剖：穴下为皮肤、皮下组织、缝匠肌（腱）、半膜肌及半腱肌；前方有大隐静脉、膝最上动脉，深层有胫后动脉、静脉；分布着小腿内侧皮神经，深层有胫神经。

操作方法：直刺 1.2~3.0 厘米深。

针感要求：局部出现酸、麻、胀感，针感可沿小腿向下扩散。

主治病种：腹泻、消化不良、遗尿、尿闭、膀胱炎、阴道炎、月经不调、盆腔炎、痛经、肾炎、尿道炎、脚气、失眠、膝关节炎。

现代研究：针刺阴陵泉有调节膀胱肌张力的作用，使松弛者张力增加，使紧张者张力减小；针刺阴陵泉，对中枢神经系统功能有一定影响；针刺阴陵泉、外陵等穴，可治疗急性菌痢，有研究发现针治组凝集素平均效值最高且增长明显。

临床配穴：配三阴交，有温中运脾的作用，主治腹寒；配水分，有利尿消肿的作用，主治水肿；配三阴交、日月、至阳、胆俞、阳纲，有清热利湿的作用，主治黄疸；配足三里、上巨虚，治腹胀、腹泻；配中极、膀胱俞、三阴交，治小便不利。(《灵枢·四时气》：飧泄，补三阴之上，补阴陵泉，皆久留之，热行乃止。《灵枢·热病》：热病挟脐急痛，胸胁满，取之涌泉与阴陵泉。《针灸甲乙经》：腹中气盛，腹胀逆，不得卧，阴陵泉主之。肾腰痛不可俯仰，阴陵泉主之。溏，不化食，寒热不节，阴陵泉主之。妇人阴中痛，少腹坚急痛，阴陵泉主之。《针灸大成》：霍乱，阴陵泉、承山、解溪、太白。《备急千金要方》：阴陵泉、关元，主寒热不节，肾病不可俯仰，气癃尿黄；阴陵泉、阳陵泉，主失禁遗尿不自知；阴陵泉、隐白，主胸中热，暴泄。《千金翼方》：水肿不得卧，灸阴陵泉百壮。)

6. 三阴交

定位：胫骨后方，内踝上3寸。

局部解剖：穴下为皮肤、皮下组织、趾长屈肌（腱）、（踇）长屈肌（腱）；有大隐静脉，胫后动脉、静脉；分布着小腿内侧皮神经，深层后方有胫神经。

操作方法：向内45°斜刺1.5~3.3厘米。

针感要求：局部出现酸胀、麻电感，针感向足底放散或扩散至膝关节和股内侧。

主治病种：月经不调、崩漏、带下、阴挺、经闭、遗精、阳痿、前列腺炎、遗尿、疝气、失眠、神经衰弱、神经性皮炎、下肢疼痛、痛风、腹痛、肠鸣、腹胀、泄泻、便溏。

现代研究：针刺三阴交，可使原来偏低的胃总酸度、游离酸度、胃蛋白酶等很快恢复正常，从而调节胃分泌功能，促进胃蠕动；可使患者排卵过程与月经周期恢复正常，也可使继发性闭经患者出现激素撤退性出血现象；针刺三阴交，可使末梢血嗜酸性粒细胞增加，其效应与注射促肾上腺皮质激素（ACTH）效应相同；对非胰岛素性糖尿病患者，针刺三阴交可使其血糖指标下降，而对于胰岛功能不全者，血浆胰岛素含量无改变或减少，说明针刺三阴交可能对生理功能正常的胰腺起到调节胰岛素分泌的作用；针刺三阴交，可引起输尿管蠕动加强，对于由不同原因引起的尿潴留、尿失禁等排尿功能障碍，可促使其排尿功能恢复正常，并可使急慢性肾炎患者排尿量明显增加；在慢性输尿管瘘的动物实验中发现，针刺三阴交可促进其排尿；针刺三阴交可使动物淋巴细胞和淋巴液量显著增加，T淋巴细胞量针后较针

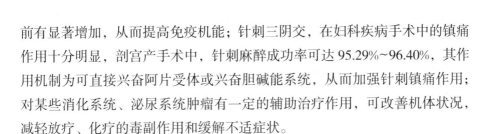

前有显著增加，从而提高免疫机能；针刺三阴交，在妇科疾病手术中的镇痛作用十分明显，剖宫产手术中，针刺麻醉成功率可达95.29%~96.40%，其作用机制为可直接兴奋阿片受体或兴奋胆碱能系统，从而加强针刺镇痛作用；对某些消化系统、泌尿系统肿瘤有一定的辅助治疗作用，可改善机体状况，减轻放疗、化疗的毒副作用和缓解不适症状。

临床配穴：配中脘、内关、足三里，有活血化瘀的作用，主治血栓闭塞性脉管炎；配阴陵泉、四白、足三里、脾俞、肾俞、光明，有益气、健脾生津、滋养肝肾、补肾填精的作用，主治肾水将枯；配外麻点、切口旁针、太冲、下巨虚、内关、足三里，均有良好的镇痛作用，是剖宫产麻醉最常用的基本方；配天枢、合谷，有清热除湿、健脾和中的作用，主治小儿急性肠炎。(《针灸甲乙经》：足下热痛，不能久坐，湿痹不能行，三阴交主之。飧泄，补三阴交。《铜人腧穴针灸图经》：昔有宋太子性善医术，出苑逢一怀娠妇人，太子诊曰，是一女也，令徐文伯亦诊之，此一男一女也，太子性急欲剖视之，臣请针之，泻足三阴交，补手阳明合谷，应针而落，果如文伯之言，故妊娠不可刺也。《备急千金要方》：劳淋，灸足太阴百壮，在内踝上三寸，三报之。卵偏大入腹，灸三阴交随年壮。梦泄精，灸三阴交二七壮。主髀中痛不得行，足外皮痛。《针灸大成》：主脾胃虚弱，心腹胀满，不思饮食，痹痛身重，四肢不举，腹胀肠鸣，溏泄，食不化，疝癖腹寒，膝内廉痛，小便不利，阴茎痛，足痿不能行，疝气，小便遗，胆虚，食后吐水，梦遗失精，霍乱手足逆冷，呵欠，颊车蹉开，张口不合，元脏发动，脐下痛不可忍，小儿客忤，妇人临经行房羸瘦，症瘕，漏血不止，月水不止，妊娠胎动横生，产后恶漏不行，出血过多，血崩晕，不省人事。如经脉闭塞不通，泻之立通，经脉虚耗不行者，补之，经脉益盛则通。)

7. 太溪

定位：足踝部，内踝与跟腱之间的凹陷处。

局部解剖：浅层有隐神经分支和大隐静脉属支分布，深层有胫神经和胫后动脉分支分布，并有胫神经干和胫后动脉干经过。

操作方法：直刺1厘米深。

针感要求：局部出现酸胀、触电感，针感向足底放散或扩散至膝关节和股内侧。

主治病种：心内膜炎、腰脊痛、下肢厥冷、内踝肿痛、消渴、小便频数、便秘、口腔炎，可护眼。

现代研究：针刺太溪，可引起认知相关脑区的激活，能更好地调节静息态脑网络连接，与衰老相关的功能连接更加紧密；针刺太溪，能够靶向性地作用于与精神、运动、认知、感觉和视觉等相关的脑部功能区，表明太溪穴不同于非穴，具有经穴特异性，并表明脑功能区功能状态的特异性变化可能与太溪穴临床功效的中枢机制相关；针刺太溪，有降血压的功效，同时可有效改善 SHR 的行为，而针刺非穴没有降血压的作用。（针刺太溪穴降压、保护心肌的机制可能包括以下几方面：①抑制了 Ang II、TGF-β1 和 ET-1 表达；②促进了 ANP 表达。）

临床配穴：配少泽，有滋肾阴、清虚热的作用，主治咽喉炎、齿痛；配飞扬，为原络配穴法，有滋阴补肾的作用，主治头痛目眩；配肾俞、志室，有温肾壮阳的作用，主治遗精、阳痿、肾虚腰痛；配关元、中极、肾俞、膀胱俞，治小便频数；配大陵、神门、三阴交，治失眠；配肾俞、命门、志室、腰阳关、委中，治肾虚腰痛。（《灵枢·厥病》：厥心痛，痛如以锥针刺其心，心痛甚者，脾心痛也，取之然谷、太溪。《针灸甲乙经》：热病汗不出、默默嗜卧、溺黄、少腹热、嗌中痛、腹胀内肿、涎下、厥心痛、如锥针刺，太溪主之。疟、咳逆心闷不得卧、呕甚、热多寒少、欲闭户牖而处、寒厥足热，太溪主之。胸胁喘满、不得俯仰、溃痈、咳逆上气、咽喉喝有声，太溪主之。厥气上逆，太溪主之。《医宗金鉴》：消渴，房劳，妇人水蛊，胸胁胀满。《扁鹊神应针灸玉龙经》：太溪、昆仑、申脉，最疗足肿之逆。）

8. 条口

定位：小腿前外侧，胫骨与腓骨之间，当犊鼻下 8 寸，距胫骨前缘一横指处。

局部解剖：穴下为皮肤、皮下组织、胫骨前肌、趾长伸肌、长伸肌；血管、神经分布同足三里；有胫前动脉、静脉，分布着腓肠外侧皮神经及隐神经的分支，深层为腓深神经。

操作方法：直刺 1.5~3.3 厘米深。

针感要求：局部出现酸胀、沉重感，可扩散至小腿、足背。

主治病种：脚气、转筋、腹痛、泄泻、肩凝症、肩周炎、膝关节炎、阑尾炎。

现代研究：针刺条口，可使肩部肌群放松，解除关节软组织的痉挛现象，促使血液循环及组织修复，改善渗出物的吸收、代谢，减少和防止松解后肩关节周围组织再次粘连，以维持治疗后的效果。

临床配穴：配肩髃、承山，有舒筋活络的作用，主治肩周炎；配承山、二白，治腓肠肌痉挛；配足三里、承山、承筋，有清热凉血的作用，治足下热、不能久立；配厉兑、三阴交，治胫寒不得卧。（《针灸甲乙经》：胫痛，足缓失履，湿痹，足下热，不能久立，条口主之。《外台秘要》：主胫寒不得卧，胫疼，足缓失履，湿痹足下热不能久立。《针灸大成》：主足麻木，风气，足下热，不能久立，足寒膝痛，胫寒湿痹，脚痛胕肿，转筋，足缓不收。《备急千金要方》：条口、三里、承山、承筋，主足下热。解溪、条口、丘墟、太白，主膝股肿、胕酸转筋。）

9. 照海

定位：内踝尖下方凹陷处。

局部解剖：浅层有隐神经分支和大隐静脉属支分布，深层有足底内侧神经肌支分支和胫后动脉的跟内侧支分支分布，布有小腿内侧皮神经，深部为胫神经本干，后下方有胫后动脉、静脉通过。

操作方法：直刺1厘米深。

针感要求：局部出现酸胀、触电感，针感向足底、踝内发散，可扩散至整个踝部。

主治病种：咽喉肿痛、扁桃体炎、失眠、失语、惊恐不宁、目赤肿痛、月经不调、痛经、赤白带下、阴挺、阴痒、疝气、小便频数。

现代研究：针刺照海，可使肾泌尿功能明显增强，酚红排出量也较针前增多，尿蛋白减少，血压下降，还可引起输尿管蠕动增加；针刺照海，且留针可以显著增加枕区 a 波波幅，降低枕区 a 波频率，且具有显著的后遗效应；针刺列缺、照海，能有效缓解广泛性焦虑症，其疗效及在降低 HAMA、SAS 量表评分方面均优于对照组；针刺照海，可以降低急性乙醇中毒的大鼠血液中乙醇浓度和肝组织 AST 水平，促进乙醇代谢，改善肝功能，从而产生解酒的作用。

临床配穴：配合谷、列缺，有滋阴清热利咽的作用，主治咽喉肿痛；配中极、三阴交，有调经活血止带的作用，主治月经不调、痛经、赤白带下；配关元、中极、肾俞、膀胱俞，治小便频数；配大陵、神门、三阴交，治失眠；配肾俞、命门、志室、腰阳关、委中，治肾虚腰痛。（《针灸甲乙经》：疝，四肢淫泺，心闷，照海主之。卒疝，少腹痛，照海主之，病在左，取右，右取左，立已。惊，善悲不乐，如堕坠，汗不出，面尘黑，病饥不欲食，照海主之。偏枯不能行，大风默默，不知所痛，视如见星，溺黄，少腹热，咽干，照海主之。女子不下月水，照海主之。妇人阴挺出，四肢淫泺，心闷，照海主之。《备急千金要方》：痹惊善悲不乐，如堕坠，汗不出，刺照海。《针灸聚英》：痫病夜发，灸阴跷，照海穴也。《针灸资生经》：照海、水泉、曲骨，治妇人阴挺出。《针灸大成》：洁古曰：痫病夜发灸阴跷，照海穴也。）

10. 光明

定位：小腿外侧，腓骨前缘，外踝尖上 5 寸。

局部解剖：浅层有腓肠外侧皮神经和腓浅神经分布，深层有腓浅神经、腓深神经和胫前动脉分布，再深层有腓深神经干和胫前动脉、静脉经过。

操作方法：直刺 1.0~2.0 厘米深。

针感要求：局部出现酸、麻、胀感。

主治病种：小腿疼痛、腓肠肌痉挛、腿膝痛、下肢痿痹、胆囊炎、脚气、瘫痪、目痛、夜盲症、视神经萎缩、视力减退。

现代研究：针刺光明穴脑区激活的位置主要为额叶上回、中回、下回（Brodmann 10 区、11 区、45 区、47 区），颞上回（Brodmann 38 区），楔叶和枕叶舌回（Brodmann 18 区、19 区）；它所引发的脑功能区激活的神经机制不是简单的穴位 – 视区对应，而是调动了多个脑区参与的复杂过程；使用红外热成像方法，对针刺前后面部的温度分布及变化进行观察，并对各区的温度变化值进行统计学比较，针刺光明穴后，健侧、患侧眼区升温明显，患眼区升温值较大，与面部其他区比较，双侧眼区升温均值差异具有统计学意义（$P<0.05$）。

临床配穴：常配肝俞、肾俞、风池、睛明、行间、太冲等，可治青光眼和早期白内障；配睛明、承泣、四白、丝竹空、瞳子髎，治目痛；配阳陵泉、足三里、悬钟、昆仑，治下肢痿痹。（《灵枢·经脉》：足少阳之别，名曰光明，去踝五寸，别走厥阴，下络足跗。实则厥，虚则痿躄，坐不能起。取之所别也。《针灸甲乙经》：虚则痿躄，坐不能起，实则厥，胫热膝痛，身体不仁，手足偏小，善啮颊，光明主之。《备急千金要方》：主膝痛胫热，不能行，手足偏小。《席弘赋》：睛明治眼未效时，合谷光明安可缺。）

11. 昆仑

定位：外踝后方，当外踝尖与跟腱之间凹陷处。

局部解剖：浅层有腓肠神经分支和小隐静脉属支分布，并有腓肠神经本干和小隐静脉本干经过；深层有外踝后动脉（发自腓动脉）分支分布。

操作方法：直刺 1.0~1.5 厘米深。

针感要求：局部出现酸胀感，可向足趾放散。

主治病种：头痛、眩晕、颈肩背腰骶足痛、坐骨神经痛、踝关节炎、脚气。

现代研究：针刺昆仑，可使不蠕动及蠕动弱的降结肠下部及直肠的蠕动增强，从而产生便意；针刺昆仑，对原发性高血压有降压作用；针刺昆仑、合谷及三阴交，联合硬膜外阻滞镇痛应用于产妇的无痛分娩中，镇痛效果明显，且能降低缩宫素使用率和中转剖宫产率，缩短产程时间，减少产后出血。

临床配穴：《针灸甲乙经》：痉、脊强、头眩痛、脚如结、腨如裂，昆仑主之。疟、多汗、腰痛不可俯仰、目如脱、项如拔，昆仑主之。大风、头多汗、腰尻腹痛、腨跟肿、上齿痛、脊背尻重不欲起、闻食臭、恶闻人音、泄风从头至足，昆仑主之。女子字难，若胞不出，昆仑主之。《铜人腧穴针灸图经》：肩背拘急，咳喘暴满，阴肿痛，小儿发痫瘛疭。《针灸大成》：中风转筋拘急，行步无力疼痛，妊娠刺之落胎。

12. 环跳

定位：臀部的臀大肌上，当坐骨结节与髂骨上嵴最高点连线的中点处。

局部解剖：浅层有臀大肌，深层有臀中肌；分布着臀下皮神经、臀下神经，深部坐骨神经通过梨状肌下孔的地方。

操作方法：直刺 5.0~10.0 厘米深。

针感要求：直刺坐骨神经，出现触电样针感沿股后外侧发散至小腿，直达足趾足底；针向下方斜刺，刺中臀下神经，局部出现酸、胀、麻感、压重感，针感向下肢扩散；针刺向外生殖器或腹部，刺中闭孔神经，出现触电样针感扩散至腹股沟，可达外生殖器。

主治病种：腰椎间盘突出症、偏瘫、坐骨神经痛、腰骶神经根炎、风疹、湿疹、脚气。

现代研究：针刺环跳下的神经干，可治疗坐骨神经损伤，可上调受损神经 NGF 的含量，且优于针刺非神经干组织（其形态学改变优于非神经干组，表明受损神经组织形态的恢复与神经组织中 NGF 的含量有关）；针刺环跳，可调节坐骨神经钳夹受损伤后脊髓背根神经细胞中 Fas、Fas L 和 Caspase-8 蛋白的表达，其作用机制可能与凋亡因子 Fas、Fas L 和 Caspase-8 蛋白表达含量降低有关；针刺环跳穴和夹脊穴，可显著提高背根神经节中 PKA 和 CREB 的含量，激活 c-AMP 细胞通路，抑制 c-fos 含量的表达，这可能是针刺促进坐骨神经损伤修复与再生的有效机制之一。

临床配穴：配新建、阳陵泉、委中、昆仑等，可治疗坐骨神经痛；配风池、曲池等，可治疗风疹、湿疹。（《素问·缪刺论》：邪客于足少阳之络，令人留于枢中痛，髀不可举，刺枢中，以毫针，寒则久留针。以月死生为数，立已。《针灸甲乙经》：腰胁相引痛急，髀筋瘈胫痛不可屈伸，痹不仁，环跳主之。《铜人腧穴针灸图经》：冷风湿痹，风疹，偏风半身不遂，腰胯痛不得转侧。《针灸大成》：主冷风湿痹不仁，风疹遍身，半身不遂，腰胯痛蹇，膝不得转侧伸缩。）

13. 革门

定位：股外侧，风市穴至新建穴之间的中点。

局部解剖：股外侧肌和股直肌之间，有旋股外侧动脉，分布着股神经肌支与股外侧皮神经。

操作方法：直刺 2.5~4.0 厘米深。

针感要求：局部产生酸胀感、压重感，针感扩散至整个臀部或大腿。

主治病种：偏瘫、腰痛、股部肌肉痉挛、疼痛、萎缩、肝区痛、下腹部疼痛、全身倦怠、坐骨神经痛、股外侧皮神经炎、腰椎间盘突出症、小儿麻痹后遗症等。

14. 新建

定位：髂骨外侧，股骨大转子与髂前上棘之间的凹陷处。

局部解剖：在阔筋膜张肌中，深部正对髋关节；有旋髂浅动脉；分布着髂腹下神经、股外侧皮神经和臀上神经。

操作方法：直刺 3.0~5.0 厘米深。

针感要求：针感扩散至整个臀部或大腿。

主治病种：股外侧疼痛、股关节炎、偏瘫、感冒、发热、肝区痛、心悸、腰椎间盘突出症、股外侧皮神经炎、截瘫、股骨头缺血性坏死、骶髂关节炎等。

15. 内犊鼻

定位：髌韧带内侧的凹陷处，同外犊鼻穴平高。

局部解剖：有膝关节动脉网，分布着隐神经的髌下支和胫神经、腓总神经的关节支。

操作方法：直刺1.0~3.0厘米深。

针感要求：以局部酸、麻、胀感为主，针感可向膝盖扩散。

主治病种：膝关节炎、膝盖部疼痛或运动障碍、足跟痛、黄疸、尿闭、尿频、尿道炎、膀胱炎。（同外犊鼻穴。）

临床配穴：配膝阳关、足三里、阳陵泉，有温经通络的作用，主治膝及膝下病；配梁丘、阳陵泉，有舒筋活络的作用，主治膝关节炎；配阳陵泉、委中、承山，有行气活血的作用，主治髌骨脂肪垫劳损。（《素问·刺禁论》：刺膝出液为跛。《灵枢·杂病》：膝中痛，取犊鼻，以员（圆）利针，发而间之。针大如牦，刺膝无疑。《备急千金要方》：犊鼻肿，可灸，不可刺。《针灸甲乙经》：犊鼻肿，可刺其上（即鹤顶穴），坚则勿攻，攻之者死。《针灸资生经》：膝及膝下病；膝膑痈肿。《类经图翼》：主治膝痛不仁，难跪起，脚气，若膝膑痈肿，溃者不可治，不溃者可疗，若犊鼻坚硬，勿便攻之，先用洗熨，而后微刺之，愈。）

第五章　朱琏针灸优势病症治疗图解

第一节　小儿遗尿症

一、疾病概述

小儿遗尿症是儿童时期的一种常见疾病，指小儿已达到自主控制排尿的年龄，但仍不能自主随意排尿，中国医学称之为"夜尿""遗溺"等。小儿遗尿症在临床上多指 5 岁以上小儿在睡眠中小便自遗、醒后方觉的一种疾病。对遗尿症的治疗，西药疗效一般，易反复发作，且副作用较大。目前，据不完全统计，有 5%~10% 的 5~6 岁儿童夜间尿床，男孩通常比女孩多。近期有增多的趋势。遗尿症已成为儿童常见的疾病之一。

二、主要症状和体征

小儿在熟睡时不自主地排尿。除夜间尿床外，日间常有尿频、尿急或排尿困难、尿流细等症状。部分患儿会有肛门括约肌张力及会阴部下降感觉。实验室检查一般未见明显异常，但合并尿路感染尿常规及尿培养会出现异常。

三、中西医对该病的病机认识

（一）中医病因病机

中医学很早就有关于遗尿的记载。《灵枢·九针论》："膀胱不约为遗溺。"巢元方《诸病源候论》中提到"遗尿候""尿床候"。王肯堂《证治准绳·幼科·遗尿》言："肾与膀胱俱虚，而冷气乘之，故不能拘制，其水出而不禁，谓之遗尿。"遗尿临床上以虚证多见。韦立富认为，本症多与脾、肺、肾、任脉、膀胱的功能失调有关，主要是肾阳不足、气化失司、膀胱失约所致。

同时常见脾肺气虚证，重则为脾肾阳虚、下元虚寒之证。因此，在治疗上常遵循《灵枢·本输》篇提及的"虚则遗溺，遗溺则补之"的原则。

（二）西医病因病机

现代医学认为，小儿遗尿症病因主要有：①大脑皮层发育延迟。不能抑制脊髓排尿中枢，在睡眠后逼尿肌出现无抑制性收缩，将尿液排出。②睡眠过深。未能在入睡后膀胱膨胀时立即醒来。③心理因素。如患儿心理上认为得不到父母的喜爱，失去照顾，患儿脾气常较古怪、怕羞、孤独、胆小、不合群。④遗传因素。患儿的父母或兄弟姐妹中有较高的遗尿症发病率。

其病机主要与神经系统，尤其是与高级中枢神经系统和自主神经系统的功能失调有关。此外，还有学者认为，针灸治疗小儿遗尿症，与调节大脑皮质的醒觉功能和提高膀胱对尿容量刺激的阈值，以及增加抗利尿激素产生等因素有关。

四、选用穴位及定位图解

（一）穴位选用

本病属于泌尿系统病变，按系统疾病分区选用腧穴的部位：下腹部和腰骶部的穴位、下肢内侧面的穴位。该区域的穴位分类如下。

（1）全身性穴位：足三里、阴陵泉、地机、三阴交、太溪、太冲。

（2）局部性穴位：关元、中极、曲骨、水道、归来、命门、肾俞、膀胱俞、气海俞、关元俞、上髎、次髎。

（3）选穴：以全身性穴位为主，每次选1~2个；以局部性穴位为辅，每次选1~2个；局部可配合雀啄灸或拔火罐法。

（二）穴位定位

腹部穴位一（图5.1.1）、腰部穴位一（图5.1.2）、骶部穴位（图5.1.3）、下肢穴位一（图5.1.4）。

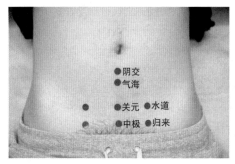

图5.1.1　腹部穴位一

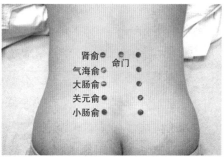

图5.1.2　腰部穴位一

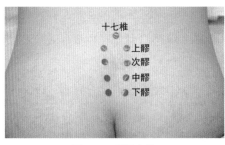

图5.1.3 骶部穴位

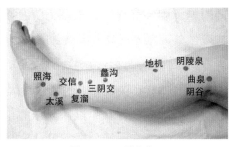

图5.1.4 下肢穴位一

五、操作手法图解

根据临床症状、体征及病机分析，本病局部多表现为泌尿系统排尿功能低下，整体可能与中枢神经系统对其调控的过度兴奋有关，故治疗方法为全身予抑制法，局部予兴奋法，且多用灸法。因患者多为小孩，均选用第二型手法为主。

（一）具体操作

（1）主穴用抑制Ⅱ型手法。以缓慢捻进法进针，进针后不间断捻针；要求针感传至足背、足下；留针10~15分钟，然后以迅速抖出法起针。

针足三里穴（图5.1.5），有麻胀或线条牵扯样针感传至外踝部、足背部。

针三阴交穴（图5.1.6），有酸胀、触电样针感传至足底部，或沿小腿内侧往上扩散至膝关节及大腿内侧。

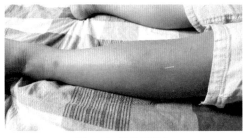

图5.1.5 针足三里穴

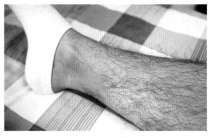

图5.1.6 针三阴交穴

（2）配穴用兴奋Ⅱ型手法。以快速刺入法或刺入捻进法进针；进针后捻法和捣法相结合，行平稳、短促浅刺；要求针感传至会阴；留针5分钟，然后以迅速抖出法起针；配合雀啄灸或拔火罐法。

雀啄灸关元穴（图5.1.7），有热胀感或扩散至下腹部。

针水道穴（图5.1.8），有热胀样针感，或扩散至下腹部或下阴。

雀啄灸次髎穴（图5.1.9），局部有热胀感，或扩散至骶尾部。

膀胱俞拔火罐（图5.1.10），留罐5~8分钟；局部有胀紧感或抓紧感，并扩散至骶尾部；注意，时间若过长会起泡。

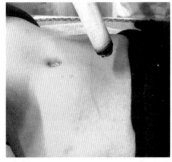

图5.1.7　雀啄灸关元穴

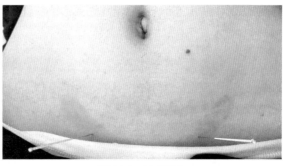

图5.1.8　针水道穴

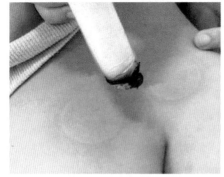

图5.1.9　雀啄灸次髎穴

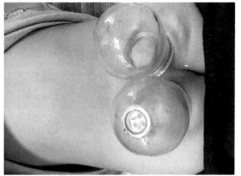

图5.1.10　膀胱俞拔火罐

（二）疗程

每日 1 次，10 次为 1 个疗程。1 个疗程结束后，可休息 2~4 天，视病情再进行下 1 个疗程的治疗。如果病症已得到控制，应继续治疗几次，以巩固疗效。

六、注意事项

（1）养成良好的作息制度和卫生习惯是该病治疗成功的关键。避免过劳，掌握尿床的时间和规律，夜间用闹钟唤醒患儿起床排尿 1~2 次。白天睡 1~2 小时，避免过度兴奋或剧烈运动，以防夜间睡眠过深。晚饭后避免饮水，睡觉前排空膀胱内的尿液，可减少尿床的次数。

（2）在整个治疗过程中要树立信心，正确处理好引起遗尿的精神因素。逐渐纠正患儿的害羞、焦虑、恐惧及畏缩等情绪与行为，照顾患儿的自尊心，多劝慰鼓励，少斥责、惩罚，减轻他们的心理负担。

（3）通过病史了解遗尿的精神诱因及可能存在的心理矛盾。对于可以解决的精神刺激因素，应尽快予以解决。

（4）对原来已经发生或现实客观存在且主观无法解决的矛盾和问题，要耐心地对患儿进行教育、解释，以消除其精神紧张，避免引起其情绪不安。

第二节　抽动秽语综合征

一、疾病概述

抽动秽语综合征是一种慢性神经精神障碍疾病，又称"多发性抽动症"。本病最早由 Itard 于 1825 年进行描述，1885 年法国医生 Gilles de la Tourette 曾报道 9 例并做了详细叙述，故又将该病症命名为"Tourette 综合征"。本病症是一种于儿童时期和青少年时期起病，以多发运动性抽动伴发声性抽动为特征的神经精神疾病。可伴有诸多行为问题，如注意缺陷多动障碍、强迫障碍、睡眠障碍和情绪障碍等，这就增加了病情的严重性和复杂性，也给治疗带来一定的难度。多发性抽动症系抽动障碍中的一种类型，可不同程度地干扰与损害儿童的认知功能和发育，影响其社会适应能力。该病症常见于 2~15 岁儿童，男性多于女性。早期绝大多数患者表现为反复、迅速、不规则的肌肉抽动，少部分为发声痉挛。几乎所有的患者最终都会出现不同程度的不自主肌肉抽动和发声痉挛。流行病学研究资料表明，小儿抽动秽语综合征的发病率为 0.5/10 万 ~1/10 万，近期有增多的趋势。该病已成为儿童常见的精神类疾病之一。

二、主要症状和体征

多发性抽动症的首发症状表现为运动性抽动或发声性抽动，此症状可先后出现或同时出现。通常以眼部、面部或头部的抽动作为首发症状，如眨眼、歪嘴动作或摇头等，逐步向颈、肩、肢体或躯干扩展。以眼部抽动作为首发症状者占 38%~59%。眨眼被认为是多发性抽动症最常见的首发症状。发声性抽动作为多发性抽动症的首发症状者占 12%~37%，通常由清嗓子、干咳、嗅鼻、犬吠声或尖叫等发声组成。秽语作为多发性抽动症的首发症状者仅占 1.4%~6%。

不同肌群受累频率有一个从面上部到足部下降扩展的顺序，即抽动通常是从面上部（眨眼、斜眼等）开始，接下来扩展到面下部（歪嘴、张口、伸舌、噘嘴、歪嘴、舔嘴唇、皱鼻等）及颈、肩部（点头、仰头、摇头、斜颈、耸肩等），然后是躯干及下肢（搓手、握拳、举臂或踢腿、伸腿、蹬足等），最后发生躯干抽动（挺胸、收腹、扭腰等）。抽动表现形式多样化，可以有各种各样的运动性或发声性抽动。加重抽动的因素如紧张、焦虑、情绪低落、生气、惊吓、过度兴奋、过度疲劳等比较常见；在减轻抽动的因素中，以注意力集中、放松、情绪好、极度兴奋和酗酒等比较常见。

三、中西医对该病的病机认识

（一）中医病因病机

目前本病没有明确的中医病名。《素问》记载："诸风掉眩，皆属于肝。"本病与中医学"慢惊风""肝风内动"的范畴相符。韦立富认为，小儿脏腑稚阴稚阳，常因禀赋不足、感受外邪、五志过极或跌仆损伤等原因，致阴阳出现偏颇，且常易表现为"阳常有余，阴常不足"的阴虚阳亢症状。若先天禀赋不足、肾精虚亏、水不涵木，则肝阳失潜，肝风内动；若外邪入侵，风邪则闭阻经络，渐耗真阴，变生肾精亏虚，虚风内动之证；若跌仆损伤，脑络则受阻，阴精日渐内耗，变生虚风内动之证；若长期精神压抑，或学习负担过重、管教过严等，均会使小儿木失条达，肝气郁滞，久之则气郁化火，肝阳亢盛，酿成风阳鼓动或痰火内扰之证。因此，除先天遗传因素外，许多罹患抽动秽语综合征的小儿可见脑炎、长期精神抑郁、脑部受压或受损等诱因。因此，结合小儿"肝常有余""心常有余"的生理特点，临床上此病的患儿多表现为易兴奋、易激动、多动任性等特点，有不自主筋肉抽动、摇头、努嘴、耸肩、蹬足、烦躁不安、失眠、注意力不集中等阳亢阴虚的表现。结合小儿"脾常不足"的生理特点，则易酿生痰浊，风火夹痰走窜经络，扰动心神则烦躁；若风痰阻滞经脉，筋肉失养则见不自主抽动；若舌咽部筋肉痉挛、抽动，则见怪声、口出秽语。故此病病位在肝、心，与脾、肾则有着密切关系。属本虚标实，本为脏腑，标在局部筋肉。为肝肾不足、肝风内动、心神受扰、筋肉失养之证。

（二）西医病因病机

西医一般认为，本病属锥体外系病变，其发病机制目前尚不明确，可能与遗传因素、基底神经节功能障碍、脑内儿茶酚胺的代谢加速、脑内多巴胺神经递质过剩或多巴胺受体超敏等有关，也有学者认为与神经心理缺陷、精神因素有关。

四、选用穴位及定位图解

（一）穴位选用

本病属于神经系统病变，按系统疾病分区选用腧穴的部位：头部、颈部和躯干的穴位、肢体远端的穴位。该区域的穴位分类如下。

（1）全身性穴位：足三里、三阴交、阳陵泉、合谷、曲池、内关、交信、支沟、太冲、行间、丰隆、环跳、新义、肝俞、肾俞、大肠俞、大抒、风门、附分、神阙等。

（2）局部性穴位：印堂、神庭、四白、攒竹、头维、率谷、百会、四神聪、风池、天柱、新设、颊车、承浆等。

（3）选穴：每次四肢取3~4穴，头颈部取2~3穴，以上穴位可轮流使用。腰腹部和上背部的穴位还可配合温和灸或拔火罐法。

（二）穴位定位

头面部穴位（图5.2.1）、颈部穴位（图5.2.2）、肩背部穴位一（图5.2.3）、腰部穴位二（图5.2.4）、上肢穴位一（图5.2.5）、下肢穴位二（图5.2.6）。

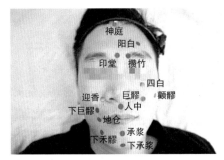

图5.2.1 头面部穴位

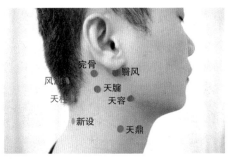

图5.2.2 颈部穴位

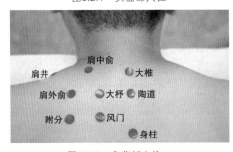

图5.2.3 肩背部穴位一

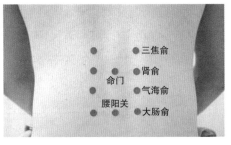

图5.2.4 腰部穴位二

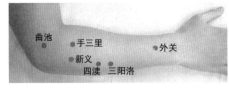

图5.2.5 上肢穴位一

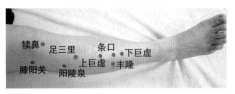

图5.2.6 下肢穴位二

五、操作手法图解

根据临床症状、体征及病机分析，本病表现为头、颈、躯干及四肢过度兴奋状态，与中枢神经系统调控的过度兴奋有关，故治疗方法为抑制法。因患者多为小孩，故选用第二型手法为主，躯干及腹部配合予灸法及拔罐法。

（一）具体操作

用抑制法 II 型手法。缓慢捻进法进针，进针后不间断捻针。运针 1 分钟左右，要求产生针感传导。留针 10 分钟左右。

针阳陵泉穴（图 5.2.7），有麻胀、线条波动样针感，或沿小腿外侧逐步向外踝及足底下扩散。

针合谷穴（图 5.2.8），有酸、麻、胀针感向手腕及指尖扩散。

针颊车穴（图 5.2.9），有酸胀或触电样针感扩散至下颌。

针四白穴（图 5.2.9），有局部麻胀样针感扩散至面部及眼眶。

温和灸关元穴（图 5.2.10），下腹部有温热感，灸 20 分钟左右。

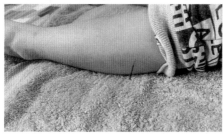

图5.2.7 针阳陵泉穴

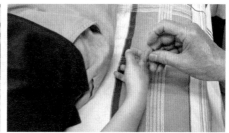

图5.2.8 针合谷穴

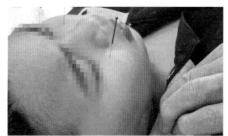

图5.2.9 针颊车穴、四白穴

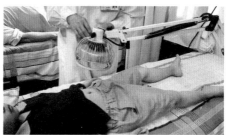

图5.2.10 温和灸关元穴

（二）疗程

每日 1 次，10 次为 1 个疗程。1 个疗程结束后，可休息 2~4 天，视病情再进行下一个疗程的治疗。如果病症已得到控制，应继续治疗几次，以巩固疗效。

六、注意事项

①积极开展心理咨询及指导，以提高家长及患儿对本病的全面认识，解除对针灸治疗的恐惧，防止半途而废。

②防止患儿精神过度受刺激、惊吓，慎用中枢兴奋剂等药物。

③合理安排患儿的饮食起居，建议清淡饮食，多吃蔬菜、水果，不吃辛辣刺激性食物。

④避免患儿过度紧张和疲劳，提高免疫力，预防呼吸道感染，防止病情加重和复发。

第三节　小儿脑瘫

一、疾病概述

小儿脑瘫即小儿脑性瘫痪（cerebral palsy），简称"脑瘫"，是小儿出生前到出生后 1 个月以内由各种原因所致的非进行性脑损伤综合征。主要表现为中枢性运动障碍、肌张力异常、姿势及反射异常，并可同时伴有癫痫、智力低下、语言障碍、视觉及听觉障碍等。脑瘫是一种严重的致残性疾病，极易造成小儿认知及运动障碍。发病儿童从 2 个月至 7 岁症状可逐步加重，严重者可导致长期或终身残疾。现代流行病学研究表明，儿童脑瘫患病率在 1‰～5‰，无明显地域差异。

二、主要症状和体征

1. 小儿脑瘫临床主要表现

（1）早期表现

①精神症状：过度激惹，经常持续哭闹，很难入睡。对突然出现的声响及体位改变反应剧烈，全身抖动，哭叫似惊吓状。

②喂养困难：吸吮及吞咽不协调，体重增长缓慢。

③护理困难：穿衣时很难将手臂伸入袖内；换尿布时难以将大腿分开；洗澡时脚刚触及浴盆边缘或水面时，背部立即僵硬呈弓形，并伴有哭闹。

（2）运动功能障碍

①运动发育落后：包括粗大运动或精细运动迟缓，主动运动减少。

②肌张力异常：肌张力亢进、肌强直、肌张力低下及肌张力不协调。

③姿势异常：静止时姿势如紧张性颈反射姿势，四肢强直姿势，角弓反张姿势，偏瘫姿势；活动时姿势异常，如舞蹈样手足徐动及扭转痉挛，痉挛性截瘫步态，小脑共济失调步态。

④反射异常：原始反射延缓消失、保护性反射延缓出现以及 Vojta 姿势反射样式异常（Vojta 姿势反射包括牵拉反射、抬躯反射、Collin 水平及垂直反射、立位和倒位及斜位悬垂反射）。

（3）脑瘫常伴有其他障碍，如智力低下（30%~50%），癫痫（25%~50%），视力异常如斜视、弱视、眼球震颤等（50% 左右），听力减退（10%~15%），以及语言障碍、认知和行为异常等。

2. 脑瘫运动功能障碍的范围和性质分型

（1）痉挛型（spasticity）。发病率最高，占全部患者的 60%~70%，常与其他型症状混合出现。病变波及锥体束系统。主要表现为中枢性瘫痪、受累肢体肌张力增高、肢体活动受限、姿势异常、深腱反射亢进、踝阵挛阳性。2 岁以后锥体束征仍为阳性。上肢屈肌张力增高，肩关节内收，肘关节、腕关节及手指关节屈曲。卧位时，下肢膝关节、髋关节呈屈曲姿势；俯卧位时，抬头困难；坐位开始时，头向后仰，以后能坐时，两腿伸直困难，脊柱后凸；跪时，下肢呈"W"形；站立时，髋、膝略屈，足尖着地；行走时，呈踮足、剪刀样步态。

（2）手足徐动型（athetosis）。约占脑瘫患者的 20%，主要病变在锥体外系统，表现为难以用意志控制的不自主运动。当进行有意识运动时，不自主、不协调及无效的运动增多。这些动作在睡眠时消失。多有肌张力降低、抬头无力、喂养困难、舌伸出口外及流涎等现象。1 岁后手足徐动逐渐明显，因口肌受累呈显著说话困难。说话时语句含糊，声调调节受累。通常无锥体束征。手足徐动型脑瘫患儿智力障碍不严重，惊厥亦不多见。随着围生期保健的广泛开展，此型现已少见。

（3）强直型（rigidity）。此型少见。表现为全身肌张力显著增高、身体异常僵硬、运动减少；主要为锥体外系症状。其四肢做被动运动时，主动肌和拮抗肌有持续的阻力，肌张力呈铅管状或齿轮状增高，腱反射不亢进。

常伴有严重智力低下等现象。

（4）共济失调型（ataxia）。可单独或与其他型同时出现。主要病变在小脑。临床表现为步态不稳，走路时两足间距加宽，四肢动作不协调，上肢常有意向性震颤，快变转化的动作差，指鼻试验易错误，肌张力低下。此型不多见。

（5）震颤型（tremor）。此型少见。表现为四肢震颤，多为静止震颤。

（6）肌张力低下型（atonia）。表现为肌张力低下，四肢呈软瘫状，自主运动很少。仰卧位时，四肢呈外展外旋位，状似仰翻的青蛙；俯卧位时，头不能抬起。常易与肌肉病所致的肌弛缓相混，但肌张力低下型可引起腱反射。多数病例在婴幼儿期后转变为痉挛型或手足徐动型。

（7）混合型（mixed）。同一患儿可表现上述 2~3 个类型的症状。痉挛型与手足徐动型常同时受累。

三、中西医对该病的病机认识

（一）中医病因病机

中医古籍中没有"脑性瘫痪"这一病名，但对本病的临床表现早有认识。根据临床症状，本病可纳入中医学"五迟""五软""五硬""胎怯"等范畴。综合古代医家对脑瘫病因病机的探究，有的从心肝肾亏虚立论，有的从心脾两虚分述，有的认为是胎禀不足，还有的认为是调养失宜，但总的不外乎先天因素和后天因素两个方面。如《医宗金鉴》：小儿五迟之证，多因父母气血虚弱，先天有亏，致儿生下筋骨软弱，行步艰难，齿不速长，坐不能稳，要皆肾气不足之故。《张氏医通》指出其病因是"皆胎弱也。良由父母精血不足。肾气虚弱。不能荣养而然。若长不可立。立而骨软。大不能行。行则筋软。皆肝肾气血不充。筋骨萎弱之故"。《幼幼集成·胎病论》把胎怯归结为父母年迈与孕妇多产，与现代对脑瘫的病因叙述一致：胎怯者……非育于父母之暮年，即生于产多之孕妇。成胎之际，元精既已浇漓，受胎之后，气血复难长养，以致生来怯弱。《诚书·论行迟》：骨属肾，肾有亏则膝骨未成而行迟，此禀在先天者，十有一二。至若生下周岁内，重帏深闭，不见风日，与终日怀抱，筋骨未曾展舒，此后天珍惜太过，十有二三。又有离胎多病，与饮病乳，或过食肥甘，则疳症所侵，血气日惫，十有六七，缘证默维育嗣知勖。《仁斋小儿方论》：骨者髓之所养，小儿气血不充，则髓不满骨，故软弱而不能行。《证治准绳·幼科》：此或伤寒或吐或泻，乘虚邪毒，透入肝脉，热邪所侵，足致令筋软长或手足软而不能举，或项颈软而不能举者。《保婴撮要》：手足软者，脾主四肢，乃中州之气不足，不能营养四肢，故肉少皮宽，饮食不为肌肤也……《保婴撮要》认为头软乃"脏腑骨脉皆虚，诸之气不足"所致，提出本病的发生与脏腑精气亏虚有关。

（二）西医病因病机

西医认为脑瘫的病因很多，既可发生于出生时，也可发生在出生前或出生后新生儿期。有时为多种因素所造成。约有 1/3 的病例，虽经追查，但仍未能找到病因。多年来一直认为脑瘫的主要病因是早产、产伤、围生期窒息及核黄疸等，但存在这些病因的患儿并非全部发生脑瘫，故只能将这些视为有可能发生脑瘫的危险因素。对受孕前后与孕母相关的环境因素、遗传因素和疾病因素如妊娠早期绒毛膜、羊膜及胎盘炎症、双胎等，认为这些胚胎早期发育中的异常很可能是造成早产、围生期缺血缺氧的重要原因，而且是高危新生儿存活者以后发生脑瘫的重要因素。

四、选用穴位及定位图解

（一）穴位选用

本病属于神经系统病变，按系统疾病分区选用腧穴的部位：头部、颈部和躯干的穴位、肢体远端的穴位。该区域的穴位分类如下。

（1）全身性穴位：足三里、丘墟、环跳、血海、梁丘、曲池、外关、悬钟、太溪、伏兔、新建、新设、风池、天柱、肝俞、脾俞、肾俞、关元俞等。

（2）局部性穴位：印堂、神庭、四白、攒竹、头维、率谷、百会、四神聪、颊车、承浆等。

（3）每次四肢取 3~4 穴，头颈部取 3~4 穴。以上穴位可轮流使用。

（二）穴位定位

头面部穴位（图 5.2.1）、颈部穴位（图 5.2.2）、肩背部穴位一（图 5.2.3）、腰部穴位二（图 5.2.4）、上肢穴位一（5.2.5）、下肢穴位二（图 5.2.6）。

五、操作手法图解

根据临床症状、体征及病机分析，本病表现为运动系统障碍，与中枢神经系统调控的过度抑制有关，故治疗方法为兴奋法。以兴奋法 I 型或 II

型手法短暂而较强烈的刺激，以促进高级中枢神经系统与机体其他部分联系通道的通畅，改善大脑的血液供应，激发和唤起一些暂时被抑制的脑神经细胞，使之发挥其正常的功能。

（一）具体操作

（1）四肢穴位用兴奋法 I 型手法。以快速刺入法或刺入捻进法进针，进针后不间断捻针。运针 10~15 秒，要求产生针感传导。不留针。

针丘墟穴（图 5.3.1），局部有酸胀感并向踝内或足背逐步扩散。

针太溪穴（图 5.3.2），有酸胀、触电样针感向足底放散或扩散至膝关节和股内侧。

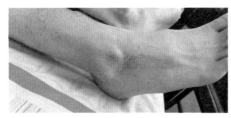 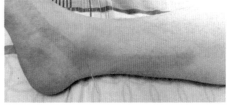

图5.3.1　针丘墟穴　　　　　　　　　图5.3.2　针太溪穴

针新建穴（图 5.3.3），有酸、麻、胀样针感往臀部及大腿外侧逐步扩散。

针新义穴（图 5.3.4），有酸、麻、胀及线条牵扯样针感往手臂及手背逐步扩散。

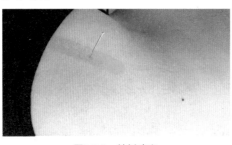 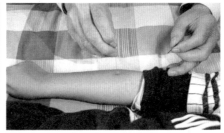

图5.3.3　针新建穴　　　　　　　　　图5.3.4　针新义穴

（2）头面部穴位用兴奋法 II 型手法。以快速刺入法或刺入捻进法进针，进针后不间断捻针。运针 10~15 秒，要求产生针感传导。留针 5 分钟左右，留针过程中亦可配合电针刺激。

针印堂穴（图 5.3.5），有胀重样针感往鼻部、额部及头顶扩散。

针四白穴（图 5.3.6），局部有麻胀感，并扩散至面部及眼眶。

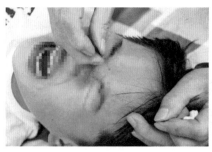

图5.3.5　针印堂穴

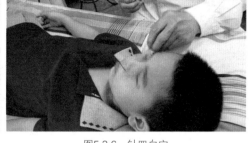

图5.3.6　针四白穴

针四神聪穴（图 5.3.7），局部有麻胀样针感，并向颅内或周边头部逐步扩散。

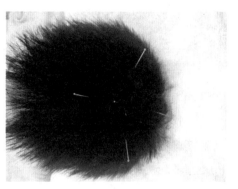

图5.3.7　针四神聪穴

（二）疗程

每日 1 次，10 次为 1 个疗程。1 个疗程结束后，可休息 2~4 天。本病需要的疗程较长，一般需要经过 6~12 个疗程的治疗。如果病症已被控制，应继续治疗几次，以巩固疗效。

六、注意事项

（一）护理要点

（1）注意规律饮食，保证营养搭配平衡。

（2）适量运动，保持四肢放松。

（3）调节情志，保持心情愉悦，解除对针灸的恐惧，坚持治疗。

（二）治疗期间的饮食禁忌

（1）不吃油炸、辣、油腻、辛热等刺激性食物和难消化的食物。小儿体质多热，再食油炸等辛热食品易引起热病。

（2）不宜滥食温补。小儿为纯阳之体，只宜滋养清润食物。

（3）不要过多食糖。口腔内的细菌会使糖发酵，易使小儿患蛀齿而影响食欲。

（4）不要偏食。偏食会造成营养不良。

（5）不要过多食用姜、葱、味精、胡椒、酒等调味品。

第四节　面瘫

一、疾病概述

面瘫即面神经炎，俗称"面神经麻痹"（面神经瘫痪、周围性面瘫简称"面瘫"），又称"歪嘴巴""吊线风"，是以面部表情肌群运动功能障碍为主要特征的一种疾病。它是一种常见病、多发病，不受年龄限制。一般症状是口眼㖞斜，患者往往连最基本的抬眉、闭眼、鼓嘴等动作都无法完成。

二、主要症状和体征

通常急性起病，常有受凉吹风史，或有病毒感染史，于数小时或1~2天内到达高峰。病初可出现下颌角或耳后疼痛。主要症状为一侧面部表情肌瘫痪，额纹消失，不能皱眉，眼裂闭合不全。试闭眼时，瘫痪侧眼球向上外方转动，露出白色巩膜，称为"贝耳现象"。病侧鼻唇沟变浅、口角下垂；露齿时歪向健侧；因口轮匝肌瘫痪而鼓气或吹口哨时漏气；因颊肌瘫痪而食物易滞留于病侧齿颊之间。病变在鼓索参与面神经处以上时，可伴有病侧舌前2/3味觉丧失、听觉过敏、多泪等现象。脑CT（X线计算机体层摄影）、MRI（磁共振成像）检查正常。

三、中西医对该病的病机认识

（一）中医病因病机

中医认为此症发病多因机体正气不足，脉络空虚，卫外不固，风寒或风热乘虚侵袭，以致经气阻滞，经筋失养而功能失调，筋肉纵缓不收。中医的主要分型：①风寒袭络证。突然眼睑闭合不全，伴恶风寒，发热，肢体拘紧，肌肉关节酸痛，舌质淡红、苔薄白，脉浮紧或浮缓。②风热袭络证。突然眼睑闭合不全，伴口苦，咽干微渴，肢体肌肉酸楚，舌边尖微红、舌苔薄黄，脉浮数或弦数。③风痰阻络证。突然口眼㖞斜，眼睑闭合不全，或面部抽搐，颜面麻木发胀，伴头重如蒙、胸闷或呕吐痰涎，舌胖大、苔白腻，脉弦滑。④气虚血瘀证。口眼㖞斜，眼睑闭目不全日久不愈，面肌时有抽搐，舌淡紫、苔薄白，脉细涩或细弱。治疗时，以调整阴阳、补虚泻实、祛风散寒、疏通经络、调和气血为原则，根据患者症状和体征及其所属经络辨病辨证，进而选择相应的方法进行治疗。

（二）西医病因病机

西医认为周围性面瘫与面神经损伤有关。面神经是人体内居于骨管中最长的神经，也是最容易受到损害的神经。因为面神经很长，比较容易受累，所以其行走经络的任何病变都可导致面瘫。常见的病因有感染性病变，如耳部带状疱疹、脑膜炎、腮腺炎、猩红热、疟疾、多发性脑神经炎、局部感染等。耳源性疾病，如中耳炎、迷路炎、乳突炎、颞骨化脓性炎症，肿瘤如基底动脉瘤、颅底肿瘤、听神经瘤、颈静脉球肿瘤，外伤如颅底骨折、面部外伤，中毒如酒精中毒，代谢障碍如糖尿病、维生素缺乏，血管机能不全及先天性面神经核发育不全等。在很多人看来，患周围性面瘫的人都是年老体弱者，实际上，年轻人也可能患面瘫。有些年轻人喜欢通宵上网，有的白领时常工作到很晚，这时面瘫也可能"找上门来"。要知道，人如果承受较大的压力，因劳累过度休息不足，抗病能力就会下降，对某些疾病自然就没有足够的抵抗力了。可见，免疫力低下是面瘫发病的内在机制，人在机体抵抗力下降时，容易患各种感染疾病。周围性面瘫也与病毒感染有关，常见如疱疹病毒，很多病例患侧耳前或耳后出现疱疹，甚至出现听力异常。

四、选用穴位及定位图解

（一）穴位选用

本病属于外周神经病变，以局部性取穴为主。按系统疾病分区选用腧穴的部位：头面部、颈部和四肢远端的穴位。该区域的穴位分类如下。

（1）全身性穴位：曲池、合谷、太冲、足三里等。

（2）局部性穴位：听会、下关、新会（位置：耳垂下约1.6厘米，大概食指头一横指，下颌角的上方约1.6厘米处）、翳风、风池、新设（位置：风池穴直下，第四颈椎旁开约3.3厘米，斜方肌外侧凹陷处）、阳白、攒竹、太阳、鱼腰、瞳子髎、颧髎、迎香、四白、巨髎、颊车、地仓、人中、禾髎、下禾髎等。

（3）每次头面部、颈部取6~8穴，四肢取1~2穴。以上穴位可轮流使用。

（二）穴位定位

头面部穴位（图5.2.1）、颈部穴位（图5.2.2）、上肢穴位二（图5.4.1）、下肢穴位三（图5.4.2）。

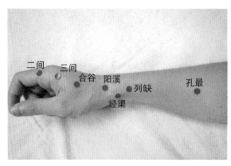

图5.4.1 上肢穴位二

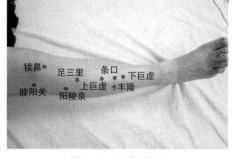

图5.4.2 下肢穴位三

五、操作手法图解

根据临床症状、体征及病机分析，本病表现为面部局部运动障碍。发病与周围神经调控的过度抑制有关，故治疗方法为兴奋法。以兴奋法 II 型手法短暂而较强烈的刺激，促进神经系统与面部运动系统的联系，改善局部的血液供应，激发和唤起一些暂时被抑制的神经细胞，发挥其正常功能。

（一）具体操作

（1）头面部穴位用兴奋法 II 型手法。以快速刺入法或刺入捻进法进针，进针后不间断捻针。运针 10~15 秒，要求产生针感传导。留针 5 分钟左右，留针过程捻针 1 次。

针阳白穴（图 5.4.3），局部有麻胀样针感扩散至额部。

针四白穴（图 5.4.4），局部有麻胀样针感扩散至面部及眼眶。

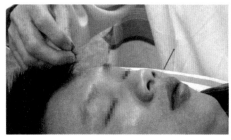

图5.4.3 针阳白穴

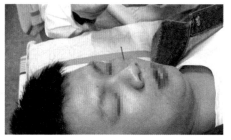

图5.4.4 针四白穴

针攒竹穴（图 5.4.5），局部可有酸胀、痛感沿眉弓扩散。

针下关穴（图 5.4.6），局部有酸胀感或触电样针感扩散至上颌及面部。

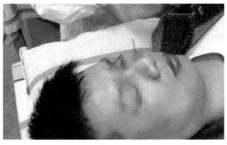

图5.4.5　针攒竹穴

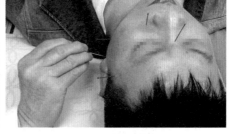

图5.4.6　针下关穴

针颧髎穴（图 5.4.7），局部有酸胀或触电样针感扩散至面部。

针下禾髎穴（图 5.4.8），局部有酸胀麻感，强化后针感会向嘴唇或下颌扩散。

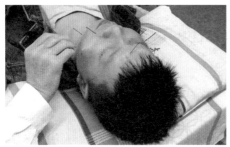

图5.4.7　针颧髎穴

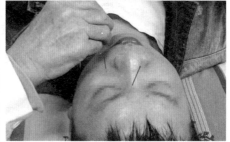

图5.4.8　针下禾髎穴

（2）四肢穴位用抑制法 II 型手法。以缓慢捻进法进针，进针后不间断捻针。运针 1 分钟左右，要求产生针感传导。留针 10 分钟左右。

针合谷穴（图 5.4.9），局部有酸麻胀样针感扩散至手腕及指尖。

针太冲穴（图 5.4.10），局部有麻胀样针感扩散至足背部及趾尖。

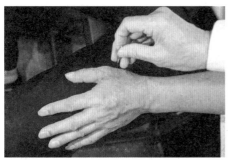

图5.4.9　针合谷穴

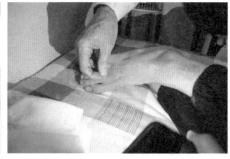

图5.4.10　针太冲穴

（二）疗程

每日 1 次，10 次为 1 个疗程。1 个疗程结束后，可休息 2~4 天。本病用针灸治疗效果较好。因患者体质的差异，需要的疗程也不一样。发病及时就医针灸的，一般经过 1~3 个疗程的治疗病症即可消除，愈后应注意巩固几次，以防复发。

六、注意事项

（1）避免受风吹，尤其是面部、后颈部，最好戴口罩、围巾、帽子，忌用冷水洗头、洗脸。

（2）饮食清淡，忌食酸辣及较硬的食物。

（3）需要进行功能训练，包括抬眉、闭眼、耸鼻、鼓腮、咀嚼等练习。

（4）健康宣教，疏导情志，忌引起悲观、过度紧张情绪。

第五节　中风肢体偏瘫症

一、疾病概述

中风，为中医病名，多指内伤中风证，多因气血逆乱、脑脉痹阻或血溢于脑所致，是一种以突然昏仆、半身不遂、肢体麻木、舌謇不语，口舌喝斜、偏身麻木等为主要表现的脑神疾病。临床分为缺血性中风和出血性中风两类，均具有起病急、变化快，如风邪善行数变之特点。80% 左右的中风患者会出现不同程度的肢体功能障碍、运动功能障碍等后遗症，其中以肢体偏瘫最为常见。该病治疗难度大，若不及时进行对症处理，对患者的生活质量及生命安全将造成严重影响。

二、主要症状和体征

主要表现为一侧肢体的运动功能障碍。常伴有同侧肢体的感觉障碍，如冷热不知、疼痛不觉、麻木等；还可伴有面瘫；有时还伴有同侧视野缺损，表现为平视前方时看不到瘫痪侧的物品或来人，一定要将头转向瘫痪侧才能看到。患病时间久的患者一般会出现不同程度的肌肉痉挛和萎缩。脑 CT、MRI 检查可见脑梗死或脑出血等脑神经损害表现，这是诊断中风的主要标准。

三、中西医对该病的病机认识

（一）中医病因病机

中医认为，中风的发生归纳起来不外有虚（阴虚、气虚）、火（肝火、心火）、风（肝风、外风）、痰（风痰、湿痰）、气（气逆）、血（血瘀）六端。常见病因如下。

（1）情志郁怒。五志过极，心火暴甚，可引动内风而发卒。临床以暴怒伤肝为多，因暴怒顷刻之间肝阳暴亢，气火俱浮，迫血上涌则其候必发。忧思悲恐、情绪紧张均为本病的诱因。

（2）饮食不节。过食肥甘醇酒，脾失健运，聚湿生痰，痰郁化热，引动肝风，夹痰上扰，可致病发，尤以酗酒诱发最烈。

（3）劳累过度。《素问·生气通天论》曰：阳气者，烦劳则张。指人身阳气若扰动太过，则亢奋不敛。本病也可能因操持过度、形神失养，以致阴血暗耗，虚阳化风扰动为患。再则纵欲伤精，水亏于下、火旺于上，也是发病之因。

（4）气候变化。本病一年四季均可发生，与季节气候变化有关。入冬骤然变冷，寒邪入侵，可影响血脉循行。正如《素问·调经论》曰：寒独留，则血凝位，凝则脉不通……还有，早春骤然转暖之时，正值厥阴风木主令，内应于肝，风阳暗动，也可导致本病发生。

（5）血液瘀滞。血瘀的形成，多因气滞血行不畅或气虚运血无力，或因暴怒血蕴于上，或因感寒收引凝滞，或因热的阴伤液耗血滞等，本病的病机多以暴怒血蕴或气虚血瘀最为常见。

中医症候分型及诊断如下。

一是肝阳暴亢证：半身不遂，舌强语塞，口舌㖞斜，眩晕头痛，面红目赤，心烦易怒，口苦咽干，便秘尿黄，舌红或绛、苔黄或燥，脉弦有力。

二是风痰阻络证：半身不遂，口舌㖞斜，舌强语塞，肢体麻木或手足拘急，头晕目眩，舌苔白腻，脉弦滑。

三是痰热腑实证：半身不遂，舌强不语，口舌㖞斜，口黏痰多，腹胀便秘，午后面红烦热，舌红、苔黄腻或灰黑，脉弦滑大。

四是气虚血瘀证：半身不遂，肢体软弱，偏身麻木，舌歪语塞，手足肿胀，面色淡白，气短乏力，心悸自汗，舌质暗淡、苔薄白或白腻，脉细缓或细涩。

五是阴虚风动证：半身不遂，肢体麻木，舌强语蹇，心烦失眠，眩晕耳鸣，手足拘挛或蠕动，舌红或暗淡、苔少或光剥，脉细弦或数。

（二）西医病因病机

中风发生的原因主要与脑血管的病变有关，即与高血脂、糖尿病、高血压、血管老化、吸烟等密切相关。大血管的动脉粥样硬化斑块和附着物脱落，引起的血栓栓塞现象也是引起短暂性脑缺血和缺血性中风较常见的原因。出血性中风的常见病因是高血压合并小动脉硬化、微动脉瘤或微血管瘤，其他包括脑血管畸形、脑膜动静脉畸形、淀粉样脑血管病、囊性血管瘤、颅内静脉血栓形成、特异性动脉炎、真菌性动脉炎、烟雾病和动脉解剖变异、血管炎、瘤卒中等。气候变化、不良嗜好（吸烟、酗酒、食盐过多）、血压波动、情绪激动、过度劳累等均为诱发因素。

四、选用穴位及定位图解

（一）穴位选用

本病属于神经系统病变，以全身性取穴为主。按系统疾病分区选用腧穴的部位：头颈部和四肢的穴位。该区域的穴位分类如下。

（1）全身性穴位：极泉、曲池、新义、手三里、内关、腕骨、后溪、合谷、太冲、丘墟、太溪、阴陵泉、地机、足三里、阳陵泉、悬钟、委中、承山、新建、环跳、秩边等。

（2）局部性穴位：百会、前顶、神庭、印堂、头维、人中、下关、颊车、风府、风池、完骨、天柱、哑门、新设及头皮运动区穴位等。

（3）每次头颈部取 2~3 穴，四肢取 4~6 穴。以上穴位可轮流使用。

（二）穴位定位

头面部穴位（图 5.2.1）、颈部穴位（图 5.2.2）、上肢、臀部及下肢穴位（图 5.5.1 至图 5.5.6）。

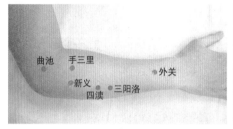
图5.5.1 上肢穴位三

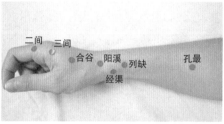
图5.5.2 上肢穴位四

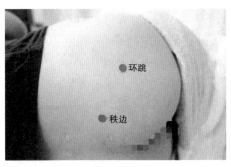

图5.5.3　臀部穴位一

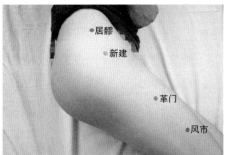

图5.5.4　臀部穴位二

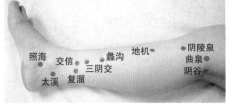

图5.5.5　下肢穴位四

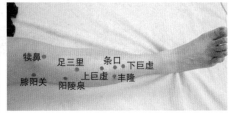

图5.5.6　下肢穴位五

五、操作手法图解

根据临床症状、体征及病机分析，本病表现为一侧肢体的运动障碍。发病与中枢神经调控的过度抑制有关，故治疗方法为兴奋法。以兴奋法Ⅱ型手法短暂而较强烈的刺激，促进中枢神经系统与肢体运动系统的联系，改善脑部血液供应，激发和唤起一些暂时被抑制的中枢神经细胞，以发挥其正常的调控功能。

（一）具体操作

（1）头面部穴位用兴奋法Ⅱ型手法。以快速刺入法或刺入捻进法进针，进针后不间断捻针。运针10~15秒，要求产生针感传导。留针5分钟左右，留针过程中可配合电针刺激。

针天柱穴（图5.5.7），有酸胀样针感向枕部或上下扩散。

针颊车穴（图5.5.8），有酸胀、触电样针感扩散至下颌。

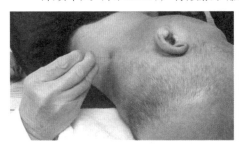

图5.5.7　针天柱穴

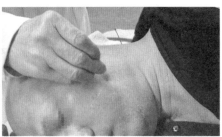

图5.5.8　针颊车穴

（2）四肢穴位用抑制法Ⅱ型手法。以缓慢捻进法进针，进针后不间断捻针。运针1分钟左右，要求产生针感传导。留针10分钟左右。

针患侧秩边穴（图5.5.9），有触电样针感向下传至足跟。

针患侧合谷穴（图5.5.10），局部有酸、麻、胀样针感扩散至手腕、指尖。

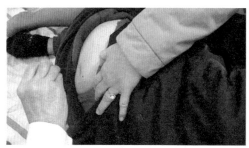 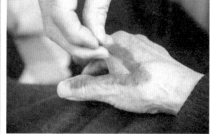

图5.5.9　针患侧秩边穴　　　　　　　　　图5.5.10　针患侧合谷穴

针患侧肩髃穴、新义穴、支沟穴（图5.5.11），局部有酸、麻、胀样针感，可向肘部扩散。

拔罐大椎穴、腰阳关穴（图5.5.12），留罐10分钟，局部有抓紧感。

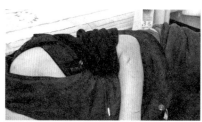 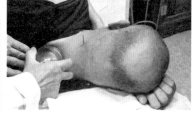

图5.5.11　针患侧肩髃穴、新义穴、支沟穴　　图5.5.12　拔罐大椎穴、腰阳关穴

（二）疗程

每日1次，10次为1个疗程。1个疗程结束后，可休息2~4天。本病用针灸治疗效果较好。因患者体质的差异，需要的疗程也不一样，发病若及时就医针灸的，一般经过1~3个疗程的治疗病症就可有明显改善。愈后应继续巩固和加强治疗，同时注意结合康复锻炼，直至肢体功能完全恢复。

六、注意事项

（1）中风偏瘫患者必须同时参考中风的相关诊治指南及方案进行心脏监测与心脏病变处理、血压控制、血糖控制、血脂控制、营养支持等基础治疗，还要进行必要的中风二级预防用药治疗。

（2）中风偏瘫患者必须同时结合康复训练，包括良肢位设定、被动关节活动度维持训练、体位变化适应性训练、平衡反应诱发训练、抑制痉挛训练等多项内容。也可结合传统的推拿按摩手法，常用揉法、捏法；亦可配合其他手法，如弹拨法、叩击法、擦法等，以防止偏瘫肢体发生痉挛、水肿及萎缩等。

（3）中风偏瘫患者也可结合中药辨证论治，外用活血化瘀、舒筋活络、强壮筋骨类的中草药进行局部的熏洗或熨烫治疗，以促进患肢的血液循环，防止肌肉发生痉挛和萎缩，从而使肢体功能得到恢复。可1~2天进行1次治疗。

（4）中风偏瘫患者要注意体位选择、口腔护理、呼吸道护理、皮肤护理、导管护理、血压的调理与护理，以预防相关并发症的发生。

（5）中风偏瘫患者要调节情志，合理饮食，适当锻炼。

第六节　偏头痛

一、疾病概述

偏头痛是一种反复发作的血管性头痛，多为一侧疼痛，常伴有恶心、呕吐等现象。据统计，成年人偏头痛的患病率为7.7%~17.7%，其中男性为1%~19%，女性为29%~37%。

根据偏头痛的血管源性假说，临床上偏头痛的疼痛性质分为搏动性和跳动性两种，疼痛位置与颈外动脉在面部和头部的分支相吻合。

颈外动脉始自颈总动脉，位于颈内动脉前内侧，在下颌颈处分为上颌动脉与颞浅动脉两终支。主要分支包括以下几点，①甲状腺上动脉：分支分布于甲状腺、胸锁乳突肌、环甲肌、舌骨下肌群、喉内肌及相应区域皮肤等；②舌动脉：主要分支分布于舌、舌骨上肌群、下颌下腺、舌下腺及口底黏膜等；③面动脉：分支分布于上唇、下唇、鼻背与鼻翼、舌下腺、软腭及腭扁桃体、颏部各肌肉与皮肤等；④上颌动脉：主要分支分布于硬脑膜、上颌骨、下颌骨、牙齿、软腭、鼻窦、咀嚼肌和鼻腔等；⑤颞浅动脉：主要分支分布于腮腺、颞颌关节及颅顶部软组织等。

二、主要症状和体征

典型偏头痛的前驱症状常常有光幻视，继而开始发生搏动性偏头痛，常常伴有呕吐，疼痛有时持续 1~2 日。开始为搏动性头痛，后期为肌肉收缩性头痛，并且疼痛加重，不久疼痛消失。普通偏头痛容易出现在一侧或两侧，较少伴有光幻视。其他偏头痛包括儿童典型偏头痛、成人特殊性偏头痛、偏瘫性偏头痛、基底动脉偏头痛、眼肌麻痹偏头痛等，临床上较少见。成人特殊性偏头痛是伴有半身麻痹的偏瘫性偏头痛，或伴有眼球运动麻痹的眼肌麻痹性偏头痛；偏瘫性偏头痛常常有精神障碍和失语，除了突然轻度偏瘫，常常伴有或引起同侧或对侧偏头痛。基底动脉偏头痛前驱期反应为脑干、丘脑、枕部和小脑区的基底动脉循环障碍，这些区域均由椎动脉系统的分支供血。前驱期有视力丧失、脑干症状、轻瘫、眩晕、共济失调症状，接着发生严重的枕部跳动性疼痛和呕吐。眼肌麻痹偏头痛可持续数周，可出现眼外肌麻痹、眼睑下垂、眼肌无力和瞳孔变化等现象。

偏头痛的诊断标准如下。

1. 普遍型偏头痛的诊断标准

（1）符合下述 2~4 项，发作至少 5 次以上。

（2）如果不治疗，每次发作持续 4~72 小时。

（3）具有以下特征，至少 2 项：①单侧性；②搏动性；③中、重度疼痛，影响日常生活；④活动后头痛加重。

（4）发作期间至少有下列特征之一：①恶心和呕吐，②畏光和畏声。

（5）病史、体格检查、辅助检查排除器质性疾病，或证明存在的器质性疾病与头痛无关。

2. 典型偏头痛的诊断标准

（1）符合下述 2 项，发作至少 2 次。

（2）具有以下特征，至少 3 项：①有局限性脑皮质或（和）脑干功能障碍的一个或一个以上的先兆症状；②至少有一个先兆症状，逐渐发展，持续 4 分钟以上，或有相继发生的 2 个或 2 个以上的症状；③先兆症状持续时间小于 60 分钟；④先兆症状与头痛发作之间无间歇期。

（3）病史、体格检查、辅助检查排除器质性疾病，或证明存在的器质性疾病与头痛无关。

三、中西医对该病的病机认识

（一）中医病因病机

偏头痛在中医学上属于头痛范畴，是临床常见的症状之一，有时头痛是疾病早期的唯一表现。头痛牵涉的病症很广，病因也非常复杂，不外乎外感和内伤两大类。外感即六淫为病，风寒暑湿燥火上扰清阳而致头痛。头为诸阳之会，五脏六腑清阳之气皆上注于头。外感头痛多因起居不慎、坐卧当风所致。"巅顶之上唯风可到""伤于风者上先受之"，外邪上犯巅顶、经络受阻、清阳不展则成头痛。内伤头痛多由内伤七情、劳倦、饮食不当、阴阳失调、内生风火、干扰清阳，或痰浊、瘀血阻滞清窍，气血阴精亏损不能上营髓海等所致。因此，头痛常见于外感热病等及内伤的肝阳上亢、肝火上炎、气虚、血虚、阴虚、阳虚、肾虚、痰浊、血瘀等证候。

1. 外感头痛

外感发热头痛有感受外邪的病史，头痛兼有发热恶寒等表证，或寒热往来半表半里证。外感发热一般都会出现头痛。

（1）风寒头痛：头痛，项背痛，遇风寒头痛加重；口不渴；苔薄白；脉浮数。

（2）风热头痛：头痛而胀，甚则头痛如裂，兼有面红目赤，发热，口渴欲饮；便秘溲赤；苔黄；脉数。

（3）风湿头痛：头痛如裹，肢体沉重，胸闷纳减；小便不利，大便溏泻；苔白；脉濡。

2. 内伤头痛

（1）肝气郁结证。头痛多为胀痛或偏于一侧，或痛在眉棱骨处。疼痛与情绪波动有密切的关系，多伴有情志抑郁、心烦易怒、胸闷善太息、胸胁胀痛、苔薄黄、脉弦。肝郁化火、肝火上炎者则兼见巅顶痛、眩晕不寐、急躁易怒、目赤耳鸣、便秘溲赤、舌红苔黄、脉弦数。

（2）阴虚肝旺证。头痛头胀，伴有眩晕耳鸣、颧红目赤、失眠多梦、五心烦热、腰膝酸软、舌红苔薄白、脉弦细。若有明显肾阴不足者则可见脑空虚而痛、腰膝酸软、精神不振、全身倦怠、健忘恍惚、遗精早泄、白带清稀、舌淡苔薄、脉细或沉细。

（3）气血两虚证。头部隐隐作痛、眩晕，面白不华，唇甲色淡，心悸失眠，自汗，身倦神疲，腹胀、便溏，舌淡、苔薄白，脉细弱。

（4）痰浊阻络证。头痛头晕，胸脘胀满，呕吐痰涎，体重身倦、闭目不欲开，甚者肢体拘急，头痛脑鸣，心神不安，语言颠倒，苔白腻，脉弦滑。

（5）血瘀阻络证。头痛多为局部刺痛，痛处不移，经久不愈，痛如锥刺，伴有面色黧黑、唇紫、舌紫或有瘀点，脉弦涩。

（6）头风证。头痛反复发作，经久不愈，疼痛剧烈。伴有目痛，甚则失明，鼻流清涕，恶心，头晕耳鸣，病程久而病情重。如头痛在一侧称"偏头风"；如头痛在两颞连脑痛称"夹脑风"；如脑户痛不可忍，兼脑户极冷、项背怯寒者称"脑风"。

（二）西医病因病机

目前偏头痛的病因尚不清楚，一般认为偏头痛是多种环境因素和遗传因素相互作用的多基因、多因素疾病。50%~80% 的患者有阳性家族史。情绪因素（如紧张、抑郁、焦虑）、内分泌因素（如女性月经前）、饮食因素（如经常食用巧克力、刺激性食物等）和环境因素（风、寒、湿、热等气候及剧烈的天气变化）等都是引发偏头痛的诱因。偏头痛血管源性假说认为，头痛发作前颅内动脉收缩，产生皮层缺血，出现视觉障碍等先兆症状；接着颈外动脉系统扩张而产生头痛，组织内血管周围的血管活性多肽和刺激性的无菌性炎症使头痛加剧。

四、选用穴位及定位图解

（一）穴位选用

本病属于神经系统中神经－血管失调所引起的病变，以局部性取穴为主。按系统疾病分区选用腧穴的部位：头部、颈部和四肢的穴位。该区域的穴位分类如下。

（1）全身性穴位：足三里、阳陵泉、悬钟、昆仑、曲池、外关、合谷、后溪、中渚、行间、太冲、照海、足临泣等。

（2）局部性穴位：太阳、阳白、印堂、攒竹、神庭、百会、四神聪、头维、禾髎、率谷、风池、天柱、新设、阿是穴等。

（3）每次头部取 1~2 穴，颈部取 1~2 穴，肢体远端取 1~2 穴。以上穴位可轮流使用。

（二）穴位定位

头面部穴位（图 5.2.1），颈部穴位（图 5.2.2），上肢穴位三、上肢穴位四（图 5.5.1、图 5.5.2），下肢穴位四、下肢穴位五（图 5.5.5、图 5.5.6）。

五、操作手法图解

根据临床症状、体征及病机分析，本病表现为一侧头部疼痛，其发病与神经－血管调整系统功能表现过度兴奋有关，故治疗方法为抑制法。以抑制法Ⅰ型手法重而较强烈的刺激，抑制外周神经过度兴奋的信号，并扩张血管、改善局部的血液循环，通过神经－血管系统自身的调控作用使机体恢复。

（一）具体操作

（1）头部及颈部穴位均用抑制法Ⅰ型手法。以缓慢捻进法进针，使针感逐渐增强，并不断向远端扩散，产生较重而舒适的酸、麻、胀或触电样感觉。留针30分钟左右，留针过程中也可配合电针刺激。

针印堂穴（图5.6.1），局部有胀重样针感扩散至前额部。

针下关穴（图5.6.2），局部有酸胀感，或有触电样针感扩散至上颌及面部。

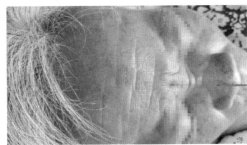

图5.6.1　针印堂穴

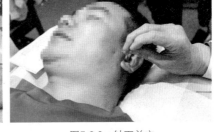

图5.6.2　针下关穴

针风池穴（图5.6.3），有麻胀样针感向头顶、头颞侧扩射，有时可扩散至前额或眼区。

针天柱穴（图5.6.4），局部有酸胀感，可向颈枕部或上下扩散。

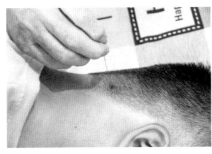

图5.6.3　针风池穴

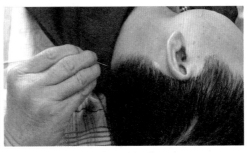

图5.6.4　针天柱穴

（2）四肢穴位用抑制法Ⅱ型手法。以缓慢捻进法进针，进针后不间断捻针。运针1分钟左右，要求产生针感传导。留针15~30分钟。

针阳陵泉穴（图5.6.5），局部有麻胀感或线条波动样针感，向小腿直至足跟、足底扩散。

针太冲穴（图5.6.6），局部有麻胀样针感，并扩散至足背及足趾。

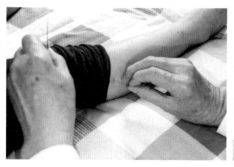
图5.6.5　针阳陵泉穴

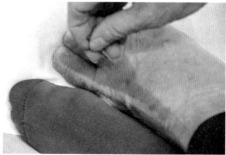
图5.6.6　针太冲穴

（二）疗程

每日1次，10次为1个疗程。1个疗程结束后，可休息2~4天。本病用针灸治疗效果较好。因患者体质及病程的差异，需要的疗程也不一样。发病即及时就医针灸的，一般经过1~2个疗程的治疗病症就可有明显改善，同时须注意适当锻炼。

六、注意事项

（1）避免食用酪氨酸和其他血管活性物质含量高的食物。如巧克力、奶酪、柑橘类食物、腌渍沙丁鱼、鸡肝、番茄、牛奶及乳酸饮料等都是诱发该病的因素。

（2）减少饮酒，因为所有的酒精类饮料都会引发头痛。

（3）调节情志，放松心情。可以选择泡温水浴、做瑜伽、听轻松音乐等。

（4）生活规律，适当锻炼。如可以尝试呼吸训练、调息的运动（如瑜伽、气功等），以缓解焦虑及肌肉紧张。

第七节　三叉神经痛

一、疾病概述

三叉神经痛是以三叉神经分布区出现放射性、烧灼样的抽掣疼痛为主症的疾病，是临床上最典型的神经痛。本病起初发作间隔时间较长，而后逐渐缩短，疼痛程度也逐次加重，属临床多发病，严重影响患者的生活质量。自愈者少，尚无特效的治疗方法。本病多发生于中老年人，女性略多于男性。

二、主要症状和体征

（一）主要症状

（1）发病。发病者年龄多在40岁以上，以中老年人为主。女性多于男性，比例约为3∶2。

（2）疼痛为其主要症状。疼痛部位：右侧多于左侧；疼痛由面部、口腔或下颌的某一点开始扩散到三叉神经的某一支或多支；以第二支、第三支发病最为常见，第一支者少见。其疼痛范围绝对不超过面部中线，亦不超过三叉神经分布区域。偶尔有双侧三叉神经痛者占3%。疼痛性质：如刀割、针刺、撕裂、烧灼或电击样剧烈难忍的疼痛感，甚至使人痛不欲生。

（3）可有典型的扳机点。扳机点亦称"触发点"，常位于上唇、鼻翼、齿龈、口角、舌、眉等处。轻触或刺激扳机点可使疼痛发作。

（4）疼痛的规律。三叉神经痛的发作常无预兆，而疼痛一般有规律。每次疼痛的发作时间由持续数秒到1~2分钟骤然停止。初期起病时发作次数较少，间歇期长，数分钟、数小时不等，随病情发展，发作逐渐频繁，间歇期逐渐缩短，疼痛亦逐渐加重而剧烈。夜晚疼痛发作减少。间歇期无任何不适。

（5）常见诱发因素。说话、吃饭、洗脸、剃须、刷牙及风吹等均可诱发疼痛发作，以致患者精神萎靡不振，行动谨小慎微，甚至不敢洗脸、刷牙、进食，说话也极小心，唯恐引起发作。

（二）体征

（1）表情和颜面部变化。发作时常突然停止说话、进食等活动，疼痛侧面部可发生痉挛，即"痛性痉挛"。有皱眉咬牙、张口掩目，或用手掌用力揉搓颜面以致局部皮肤粗糙和增厚、眉毛脱落、结膜充血、流泪及流涎等问题。表情呈精神紧张、焦虑状态。

（2）神经系统检查。无异常体征，少数有面部感觉减退现象。对此类病人医生应进一步询问病史，尤其询问既往是否有高血压病史，进行全面的神经系统检查。必要时，要做包括腰穿、颅底和内听道摄片、颅脑CT、MRI等检查，以与继发性三叉神经痛相鉴别。

三、中西医对该病的病机认识

（一）中医病因病机

本病属于中医学"面痛"范畴，主要病因一是因外感风寒或风热所致，二是内伤七情、饮食或劳倦。其病机可归纳如下：风寒外袭，风寒侵犯阳明，风阳升发，易犯头面，而寒为阴邪，其性凝滞，致血脉收引、气血闭塞，而产生疼痛。胃热上攻，过食炙煿辛热之物，胃热偏盛，或外感风热，邪热犯胃，胃火熏蒸，循经上攻头面。肝火上炎，多因内伤七情，肝气郁结，郁而化火；或因肾阴不足，水不涵木，阴虚阳亢，肝胆之火升腾。肝火循胃络上扰面颊而发病。痰瘀阻络多因病程长久，脾虚运化失常，痰浊内盛，阻塞脉络。或久病入络入血，瘀血内阻，络脉不通，不通则痛。

（二）西医病因病机

三叉神经痛是一种病因未明的神经系统常见疾病，是一种反复发作的严重阵发性颜面疼痛，多呈单侧性发作，少数为双侧性。三叉神经痛的病因及发病机制至今尚无明确的定论，各学说均无法解释其临床症状。目前为大部分学者所支持的是三叉神经微血管压迫导致神经脱髓鞘学说及癫痫样神经痛学说。

四、选用穴位及定位图解

（一）穴位选用

本病属于因神经系统中外周神经失调引起的病变，以局部性取穴为主。按系统疾病分区选用腧穴的部位为头部、颈部和四肢的穴位。该区域的穴位分类如下。

（1）全身性穴位：足三里、阳陵泉、悬钟、昆仑、曲池、外关、合谷、后溪、中渚、行间、内庭、太冲、照海、足临泣等。

（2）局部性穴位：根据三叉神经分布区域，按疼痛的部位取穴。

第一支疼痛在额部和上眼眶，取攒竹、阳白、翳风、下关、丝竹空、鱼腰、印堂、太阳。第二支疼痛在上颌、下眼眶、上齿龈，取四白、瞳子髎、巨髎、翳风、下关、太阳、颧髎、新会、牵正、迎香。第三支疼痛在下颌神经分布区，压痛点在下颌骨的颏孔，取听会、颊车、大迎、翳风、新会、承浆、下巨髎、天容、下关、悬厘、风池、完骨等。

（3）每次头部取1~2穴，肢体远端取1~2穴，进行针刺。亦可在局部选 1~2 穴埋针治疗。以上穴位均可轮流使用。

（二）穴位定位

头面部穴位（图 5.2.1）、颈部穴位（图 5.2.2）、上肢及下肢穴位（图 5.5.1、图 5.5.2、图 5.5.5、图 5.5.6）。

五、操作手法图解

根据临床症状、体征及病机分析，本病表现为一侧头部神经表现过度兴奋，故治疗方法为抑制法。以抑制法 I 型手法重而较强烈的刺激，抑制外周神经过度兴奋的信号，通过神经系统自身的调控作用使机体恢复。

（一）具体操作

（1）头部及颈部穴位均用抑制法 I 型手法。以缓慢捻进法进针，使针感逐渐增强，并不断向远端扩散，产生较重而舒适的酸麻胀或触电样针感。留针 30 分钟左右，留针过程中亦可配合电针予以刺激。

针下关穴（图 5.7.1），局部有酸胀或触电样针感扩散至上颌及面部。

针新会穴（图 5.7.2），局部有酸、胀、麻感，若针感强烈会向下颌及耳后放射。

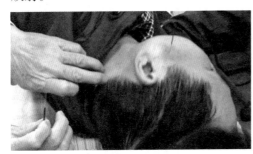 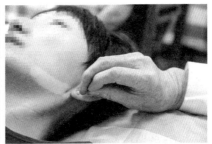

图5.7.1 针下关穴　　　　　　图5.7.2 针新会穴

针天柱穴（图 5.7.3），局部有酸胀感，向颈枕部或上下扩散。

针完骨穴（图 5.7.4），局部有酸、胀、麻感，可扩散至一侧头枕部。

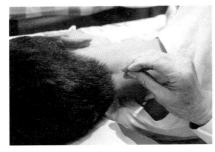 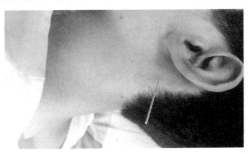

图5.7.3 针天柱穴　　　　　　图5.7.4 针完骨穴

（2）四肢穴位用抑制法Ⅱ型手法。以缓慢捻进法进针，进针后不间断捻针。运针1分钟左右，要求产生针感传导。留针15~30分钟。

针后溪穴（图5.7.5），局部有酸胀痛或触电样针感向手掌及小指扩散。

针内庭穴（图5.7.6），局部有麻胀样针感扩散至足背及趾尖。

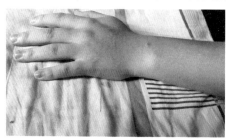

图5.7.5　针后溪穴

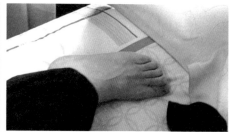

图5.7.6　针内庭穴

（二）疗程

每日1次，10次为1个疗程。1个疗程结束后，可休息2~4天。本病以针灸治疗的效果较好，一般针刺5~10分钟后止痛效果会逐步显现。部分顽固性疼痛的患者，需要刺激较强、留针时间较长，这时可选择局部较痛的穴位进行安全留针，留针时间可以持续在1小时以上，以使在疼痛发作时随时刺激穴位。最长可留针1~2天，再重新更换穴位及所用的埋针。因患者体质及病程的差异，需要的疗程也不一样，发病即及时就医针灸的，一般经过1~2个疗程的治疗病症就可有明显改善。

六、注意事项

（1）保持心情愉快，避免精神刺激。冲动、发怒、生气、郁郁寡欢均可诱发疼痛发作。

（2）饮食注意营养。吃易于消化的食物，以新鲜蔬菜、水果等碳水化合物为主，摄入适量的蛋白质及脂肪，避免高胆固醇食物，可以多补充维生素，忌烟酒、浓茶、辛辣刺激性食物，如葱、蒜、辣椒、花椒、胡椒、洋葱、芥末、五香粉、咖喱粉等。

（3）生活起居有规律。适当锻炼，避免过度劳累。

（4）讲究口腔及患侧面颊部的清洁卫生，防止受感染。

（5）可常揉按患侧面颊部。

第八节　颈椎病

一、疾病概述

颈椎病又称"颈椎综合征"，是颈椎骨关节炎、增生性颈椎炎、颈神经根综合征、颈椎间盘突出症的总称，是一种以退行性病理改变为基础的疾患。主要是颈椎长期劳损、骨质增生，或颈椎间盘突出、韧带增厚，致使颈椎脊髓、神经根或颈椎动脉受压，出现一系列功能障碍的临床综合征。表现为椎节失稳、松动，髓核突出或脱出，骨刺形成，韧带肥厚和继发的椎管狭窄等，刺激或压迫邻近的神经根、脊髓、椎动脉及颈部交感神经等组织，所引起的一系列症状和体征。颈椎病的临床表现较为复杂，症状呈多元化，按临床表现通常将其分为下列类型：颈型颈椎病、神经根型颈椎病、椎动脉型颈椎病、脊髓型颈椎病、交感型颈椎病和食管压迫型颈椎病。其中神经根型颈椎病约占70%，是最常见和多发的病症，也是针灸治疗最具优势的一个类型。因此，本章节主要介绍神经根型颈椎病的症状和体征，以及朱琏针灸对该病的治疗。

二、主要症状和体征

1. 症状

（1）发病：发病者年龄多在30岁以上；起病缓慢，病程长，反复发作。

（2）根性神经痛：麻木和疼痛范围与受累椎节的脊神经分布区域相一致；此种疼痛可为持续性隐痛或酸痛，亦可为阵发性剧痛；下颈椎病变疼痛可向前臂放射，手指有神经根性分布的麻木及疼痛；与根性神经痛相伴随的是该神经分布区的其他感觉障碍，其中以麻木、过敏、感觉减弱等为多见；有时患肢及手握力减弱，手中握物有突然掉落的现象；多为单侧，也可为双侧；有些患者伴有头痛、头晕、视物模糊、耳鸣等现象。

（3）根性肌力障碍：以前根先受压最为明显，早期肌张力增高，但很快就减弱并出现肌萎缩征；其受累范围也仅局限于该神经所支配的范围，在手部以大小鱼际肌及骨间肌最为明显。

（4）颈部症状：多伴有明显的颈部发僵、疼痛、压痛、活动受限等现象；当颈部活动或腹压增加时，症状加重；此外，颈椎挤压试验呈阳性，尤以急性期最为明显。

2. 体征

（1）颈部有不同程度的畸形、僵硬、肌紧张、活动受限等现象，以颈部后伸和向病侧弯曲受限最为明显。

（2）病变椎间盘相应棘突都可有压痛点，压痛可向远处部位放射。

（3）神经受压的节段早期疼痛过敏，受压加重或时间长，则相应部位感觉减退。

（4）轻者所支配的肌肉力量减弱，重者肌肉萎缩。

（5）受累神经根所参与的反射弧出现异常，早期活跃，而中、后期活跃度则减退或消失。

3. 特殊试验

凡是增加脊神经根张力的牵拉性试验大多显示为阳性。

（1）臂丛神经牵拉试验为阳性，但在诊断时应注意，臂丛损伤及前斜角肌综合征患者亦可呈现阳性结果。

（2）肩部下压试验为阳性。

（3）椎间孔压缩试验呈阳性，这是因为叩击使椎间孔瞬间受压而变小，加重对神经根的压迫和刺激所致。

（4）颈椎挤压试验呈阳性，若患者头部处于中立或后伸位时出现加压试验阳性者则称为"Jackson 压头试验阳性"。

4. 影像学检查

（1）X 射线平片：若为颈椎间盘突出者，X 射线平片中一般无明显变化；若为颈椎间盘脱出者，颈椎 X 射线平片可显示生理曲度消失，椎间隙狭窄及梯形变；若为椎体侧后方骨刺所致者，则 X 射线平片显示椎体后缘有骨赘形成；若为钩椎关节骨刺所致者，则 X 射线平片在正位上显示钩椎增生明显，斜位片除骨质增生外，椎间孔矢径与上下径均减少，其部位与临床表现相一致。

（2）CT 及 MRI 检查：若为颈椎间盘突出者，MRI 检查可清晰地显示髓核后突的部位及形态；若为颈椎间盘脱出者，则 MRI 片上可清楚地显示髓核脱至椎管的部位、体积及深度；若为椎体侧后缘骨刺所致者，则 CT 及 MRI 图像显示椎体后缘骨质增生偏向一侧。

三、中西医对该病的病机认识

（一）中医病因病机

中医对颈椎病病因病机的认识有着较深入的研究，归纳而言，颈椎病的发生、发展与体质的盛衰、劳损、外伤及生活环境等有密切的关系。

1. 体质虚弱

患者因体质虚弱、气血不足、腠理空疏，易为外邪所侵；既病之后，由于不能驱邪外出，因此风寒湿热之邪得以逐渐深入，留滞于颈项筋骨血脉。人至中年，营卫气血渐弱，肝肾渐衰，筋骨懈惰，血脉壅滞，最易出现颈椎病。

2. 外邪入侵

即便是体质良好者，如果长期受寒湿入侵，风寒湿之邪杂至，日久亦可积而成疾。而体质虚弱或过劳时，外邪更易入侵而为病。

3. 外伤及劳损

颈部外伤必然导致局部经脉气血的瘀滞不通。慢性劳损是指经久的积累性损伤，如颈部长时间在某些强迫或被动体位之下，会导致气血失和、经脉不通，日久便血瘀痰聚，累及肝、肾、督脉。一旦病根深入，则难愈。

中医症候分型及诊断如下。

（1）风寒痹阻证：颈、肩、上肢窜痛麻木，以痛为主；头有沉重感，颈部僵硬，活动不利，恶寒畏风；舌淡红、苔薄白；脉弦紧。

（2）气滞血瘀证：颈肩部、上肢刺痛，痛处固定，伴有肢体麻木；舌质暗；脉弦。

（3）痰湿阻络证：头晕目眩，头重脚轻，四肢麻木，纳呆；舌暗红、苔厚腻；脉弦滑。

（4）肝肾亏虚证：眩晕头痛，耳鸣耳聋，失眠多梦，肢体麻木，面红目赤；舌红、苔少；脉弦。

（5）气血亏虚证：头晕目眩，面色苍白，心悸气短，四肢麻木，倦怠乏力；舌淡、苔少；脉细弱。

（二）西医病因病机

1. 颈椎的退行性变

颈椎间盘的纤维环在20岁左右就开始退化，髓核也在25岁左右出现退变，稍后椎体的软骨亦出现退变，并逐渐失去其半透明膜的作用，从而加快了髓核和纤维环的变性和老化。颈椎间盘的退变可继发颈椎失稳，长久下去，椎体边缘会出现骨质增生、骨刺形成、韧带肥厚，从而继发椎间隙狭窄、椎间孔狭窄、椎管狭窄等。

2. 慢性劳损

慢性劳损是指超过生理活动的最大限度或局部所能耐受值的各种超限度活动，这是颈椎退变最关键的病因。常见的慢性劳损诱因如下。

（1）不良体位。如枕头过高，习惯以平卧位或俯卧位屈颈看书，均可造成椎旁肌肉、韧带及关节的失衡和劳损。长此以往必将累及椎间盘及其周围组织，并波及椎管内脊髓与神经根。

（2）工作姿势不良。如打字员、会计、计算机操作员、办公室文书这些长期伏案工作等职业者，长期低头和耸肩工作以及日常生活中台椅高度不合适亦易致肩颈劳损。

（3）不适当的体育活动和外伤。如用头部撞球，头顶地面翻跟斗，跳水时姿势不当，颈部前屈或后伸受伤，急刹车时头部的前俯后仰损伤等，均会造成颈椎韧带和椎节的损伤。

综上所述，颈椎病的病因主要是颈椎间盘退变，这种退变的快慢、程度因人而异，同时又与外伤、不良生活习惯、不良姿势等有着密切的关系。

西医对颈椎病的分期如下。

一是急性期：临床主要表现为颈肩部疼痛，颈椎活动受限，稍有活动即可使颈肩臂部的疼痛加重，疼痛剧烈时患者难以坐卧，被动以健肢托住患肢，影响睡眠。

二是缓解期：临床主要表现为颈僵、颈肩背部酸沉、颈椎活动受限、患肢麻样疼痛，但可以忍受。

三是康复期：颈肩部及上肢麻痛症状消失，但颈肩背及上肢酸沉症状仍存在，受凉或劳累后症状加重。

四、选用穴位及定位图解

（一）穴位选用

本病属于神经系统中外周神经受卡压所引起的病变，以局部性取穴为主。按系统疾病分区选用腧穴的部位：颈部、肩背部和四肢的穴位。该区域的穴位分类如下。

（1）全身性穴位：肩井、肩中俞、巨骨、肩外俞、天宗、肩髃、曲池、新义、手三里、外关、内关、腕骨、后溪、合谷、中渚、足三里、阳陵泉、三阴交、太溪等。

（2）局部性穴位：天柱、新设、风池、大杼、颈百劳等。

（3）每次颈部取 1~2 穴，肩背部取 1~2 穴，肢体远端取 1~2 穴。以上穴位可轮流使用。

（二）穴位定位

颈部穴位（图 5.2.2）、肩背部穴位二（图 5.8.1）、上肢及下肢穴位（图 5.5.1、图 5.5.2、图 5.5.5、图 5.5.6）。

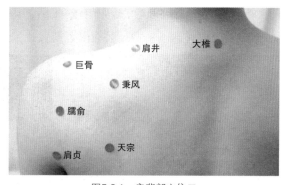

图5.8.1　肩背部穴位二

五、操作手法图解

根据临床症状、体征及病机分析，本病表现为一侧颈部和上肢的麻痛、活动受限，与颈部外周神经受卡压、局部炎性因子不断刺激、神经功能表现过度兴奋有关，故治疗方法为抑制法。以抑制法 I 型手法重而较强烈的刺激，抑制外周神经过度兴奋的信号，可改善局部的血液循环，抑制炎症因子细胞，促进致痛物质的代谢，通过神经系统自身的调控作用使机体恢复。

（一）具体操作

（1）颈部穴位均用抑制法 I 型手法。以缓慢捻进法进针，使针感逐渐增强，并不断向远端扩散，产生较重而舒适的酸麻胀或触电样感觉。留针 30 分钟左右，留针过程中亦可配合电针刺激。

针风池穴（图 5.8.2），针感向头顶、头颞侧扩射，有时可扩散至前额或眼区。

针新设穴（图 5.8.3），局部有重胀感，并向头后枕部及颈下部扩散，有时也向颈项外侧传导。

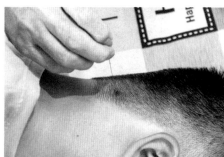

图5.8.2　针风池穴

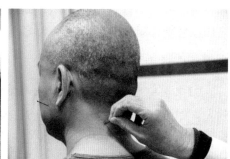

图5.8.3　针新设穴

针天柱穴（图 5.8.4），局部有酸胀感，可向颈枕部及颈肩部扩散。

针大杼穴（图 5.8.5），局部出现酸胀、麻感，可向脊柱上下部扩散。

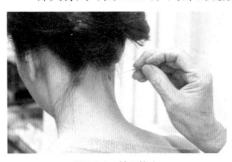 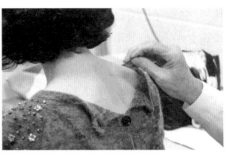

图5.8.4　针天柱穴　　　　　　　　　　图5.8.5　针大杼穴

（2）四肢穴位用抑制法 II 型手法。以缓慢捻进法进针，进针后不间断捻针。运针 1 分钟左右，要求产生针感传导。留针 15~30 分钟。

针新义穴（图 5.8.6），局部有酸、麻、胀及线条牵扯样针感，沿手臂逐步扩散至手背。

针外关穴（图 5.8.7），可有酸胀或触电样针感，逐步扩散至手背。

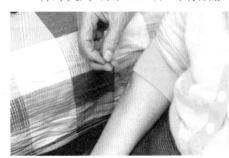 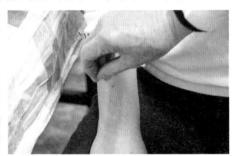

图5.8.6　针新义穴　　　　　　　　　　图5.8.7　针外关穴

（二）疗程

每日 1 次，10 次为 1 个疗程。1 个疗程结束后，可休息 2~4 天。本病用针灸治疗效果较好。因患者体质及病程的差异，需要的疗程也不一样。发病即及时就医针灸的，一般经过 1~2 个疗程的治疗病症就可有明显改善。之后注意结合康复锻炼，直至疼痛消失和颈部及上肢体功能完全恢复。

六、注意事项

（1）避免外伤、不良体位及习惯对颈椎产生的不良影响，做到以预防为先。如已发病，则更应注意，防止病情的加重和复发。

（2）加强医师和患者之间的交流与配合，医院治疗与家庭治疗相结合。

（3）健康饮食，调节情志，适当锻炼。

第九节 痉挛性斜颈

一、疾病概述

痉挛性斜颈又称"颈肌张力障碍"，属于局限性肌张力障碍，主要累及颈部肌肉，还有胸锁乳突肌、斜方肌、颈夹肌、头颊肌、肩胛提肌等。一般认为，痉挛性斜颈是椎体外系统器质性病变，导致其支配区域的肌肉高度持续性痉挛性收缩所引起。发病率为 9/10 万，跟性别、年龄有关，女性普遍高于男性 1.5~1.9 倍。发病 5 年后，病情呈相对稳定状态。

二、主要症状和体征

（一）症状

（1）痉挛性斜颈多见于中青年。临床上根据其程度可分轻、中、重三度。轻型者肌痉挛的范围较小，仅有单侧发作，无肌痛；中型者双侧发作，有轻度肌痛；重型者不仅双侧颈肌受到连累，还有向邻近肌群，如肩部、颜面、胸肌及背部长肌群蔓延的趋势，且出现严重的肌痛现象。

（2）痉挛性斜颈起病缓慢，早期症状轻微，逐渐发展加重至不能控制，常历时数年。

（3）表现为头颈部肌肉不能控制的异常活动，双侧颈肌及颈部深浅肌肉都可累及，但以一侧为重。受累肌肉依次为胸锁乳突肌、斜方肌和头夹肌。肌肉的强直性收缩致使患者头部不断转向某一方向，头部转向一侧为主者为胸锁乳突肌的痉挛性不自主收缩；头部后伸痉挛者为双侧头夹肌及斜方肌的收缩；头向前屈转动者为双侧胸锁乳突肌及头夹肌的收缩。受累肌肉多有肥厚、压痛现象。

（4）痉挛性斜颈患者情绪波动、疲劳或精神受刺激，均可诱发病症或使病症加重。

（5）睡眠时症状可消失。

（二）辅查

1. 实验室检查

一般脑脊液、血、尿常规检查均为正常。

2.影像学检查

（1）肌电图检查。常规描记的肌肉有双侧胸锁乳突肌和双侧头夹肌，可以应用单极电极。应记录患者在静止状态（通常是坐位）和头部做随意运动状态下的肌电活动。了解哪些肌肉的活动是活跃的，哪些肌肉处于抑制状态，属于后者这些肌肉的支配神经不能被切断。

（2）局部阻滞试验。阻滞应在肌电图的监测下完成。注射点应选在电刺激该肌肉时发生最大收缩的部位。每条肌肉注10%利多卡因5~10mL即可。即使阻滞是不完全的，它也能帮助预测该肌肉在其支配神经被切断后可能会出现的状况。

（3）脊柱X射线平片。可见脊柱形态方向发生改变，如侧弯、前屈、后仰或扭转等现象，偶见颈椎小关节半脱位。

（4）CT检查。对于复杂类型的痉挛性斜颈，可以做颈部CT水平扫描。扫描范围自枕外隆凸至颈7锥体平面，扫描方式为连续薄层扫描。CT片上可以测量左右两侧同肌肉的周径，并加以比较，列出肥大肌肉的名称和侧别，协助发现受累肌肉的范围，以便施行选择性肌肉切除术。颅脑CT、MRI检查常显示无明显异常改变。

三、中西医对该病的病机认识

（一）中医病因病机

中医学认为痉挛性斜颈属"痉证""瘿疬"范畴，多因风寒湿等外邪侵袭人体，直中筋脉，造成筋脉拘急。《素问·至真要大论》所载："诸痉项强，皆属于湿。"而"宗筋主束骨而利机关也"，说的是人体的随意运动有赖于筋、肉、关节的相互配合，筋在此中起到管理协调的作用。当外邪侵犯筋脉，筋脉为病，自然就引起活动障碍。痰湿内阻也可引发本病。痰湿内阻，则升降失司，气机不畅。正如《素问·生气通天论》强调"阳气者，精则养神，柔则养筋"，阳主动，阳气主人体一切生命活动，阳气通达不畅，生发受阻，则无以养筋，也会引起活动障碍。此外，肝肾不足也是病机之一。《素问·至真要大论》提出"诸暴强直，皆属于风""诸风掉眩，皆属于肝"，认为肝肾不足、阴虚血少，易致肝风内动，风动筋脉挛急则项强，出现活动不利。《景岳全书·痉证》曰："愚谓痉之为病，强直反张病也。其病在筋脉，筋脉拘急，所以反张；其病在血液，血液枯燥，所以筋挛。"可知，其主要病机为：风寒湿等外邪侵袭人体，直中筋脉，造成筋脉拘急；痰湿内阻，则升降失司，气机不畅，阳气通达不畅，筋脉失养而拘急；肝肾不足，阴虚血少，致肝风内动，风动筋脉挛急。

（二）西医病因病机

（1）遗传因素。研究发现，一个家族的发病与染色体 18P 有关，而后两个家族中基因缺乏 DYT1 位点的参与，说明在颈肌局限性肌张力障碍的发病中存在基因异常。

（2）外伤。外伤一直被认为是痉挛性斜颈的病因。有报道称，9%~16%的患者既往有头部或颈部外伤史，且通常发生在发病之前的数周或数月。

（3）前庭功能异常。痉挛性斜颈患者的前庭-眼反射反应性增高或不对称，在用肉毒素治疗后仍不能得到纠正。

（4）其他。经短时间或长时间的颈部震动刺激发现，患者头位改变存在明显的差异，这是周围本体感觉刺激发生改变，使中枢性控制头颈代偿扭转调节功能受累，传入神经冲动的中枢整合功能发生障碍。

该病主要病机为颈肌受到中枢神经的异常冲动引起不可控制的阵挛或挛缩，这种异常冲动源于锥体外系中枢，或源于某处经锥体外系传递至四周。目前其具体机制尚无定论。病变部位可能在纹状体附近，一旦纹状体病损而失去抑制功能，来自外周的各种刺激传入丘脑，绕经苍白球再反馈到周围即导致不能随意运动。另外，痉挛性斜颈的发病与心理精神因素也有密切的关系，患者常有紧张、焦虑、抑郁等心理症状。

西医对痉挛性斜颈的临床分型如下。

一是前屈型：患者头部向胸前做痉挛性或阵挛性前屈。

二是后仰型：患者头部痉挛性或阵挛性后仰，面部朝天。

三是旋转型头绕身体纵轴向一侧做痉挛性或阵挛性旋转。根据头与纵轴有无倾斜，可分为水平旋转、后仰旋转和前屈旋转三种亚型。旋转型是本病最常见的一种，其中又以后仰型略为多见，水平型次之，前屈型较少。

四是侧挛型患者头部偏离纵轴向左或右侧转，重症患者的耳、颞部可与肩膀逼近或贴紧，并常伴有同侧肩膀上抬现象。

四、选用穴位及定位图解

（一）穴位选用

本病属于因神经系统中锥体束-外周神经-肌肉系统失调所引起的病变，以局部性取穴为主。按系统疾病分区选用腧穴的部位：颈部、肩背部和四肢的穴位。该区域的穴位分类如下。

（1）全身性穴位：合谷、新义、曲池、外关、三阴交、太溪、太冲、丰隆、光明、阳陵泉、足三里、肾俞等。

（2）局部性穴位：天柱、新设、天容、扶突、天窗、风池、天鼎、完骨、天牖、肩井、秉风、附分、肩中俞、肩外俞、膏肓、阿是穴等。

（3）主穴为新设、天柱。每次主穴取 1~2 穴，颈部取 1~2 穴，肩背部取 1~2 穴，肢体远端取 1~2 穴。以上穴位可轮流使用。

（二）穴位定位

颈部穴位（图 5.2.2）、肩背部穴位二（图 5.8.1）、上肢穴位及下肢穴位（图 5.5.1、图 5.5.2、图 5.5.5、图 5.5.6）。

五、操作手法图解

根据临床症状、体征及病机分析，本病表现为一侧颈部和肩部紧痛、不能控制的异常活动，发病与锥体束 – 外周神经 – 肌肉系统失调、神经功能表现过度兴奋有关，故治疗方法为抑制法。以抑制型手法对局部异常兴奋（亢进）状态的神经 – 肌肉能起到镇静、缓解、控制及增强正常抑制的作用。通过神经系统自身的调控作用使机体恢复。

（一）具体操作

（1）颈部穴位均用抑制法 I 型手法。以缓慢捻进法进针，使针感逐渐增强，并不断向远端扩散，产生较重而舒适的酸麻胀或触电样感觉。留针 30 分钟左右，留针过程中亦可配合电针刺激。

针天鼎穴（图 5.9.1），局部有酸、麻、胀感，并沿胸锁乳突肌向上下扩散。

针天容穴（图 5.9.2），局部有酸胀感，并向颈部周边扩散。

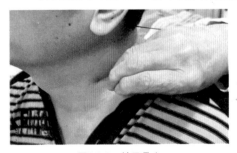 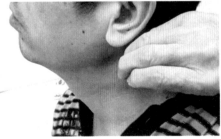

图5.9.1　针天鼎穴　　　　　　　　图5.9.2　针天容穴

针天柱穴（图 5.9.3），局部有酸、麻、胀感，并向颈枕部及上下扩散。

针巨骨穴（图 5.9.4），局部出现酸麻、胀、触电样等针感，若针感强烈，可传导至手臂内侧。

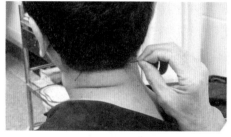

图5.9.3　针天柱穴

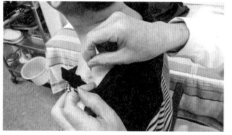

图5.9.4　针巨骨穴

（2）四肢穴位用抑制法Ⅱ型手法。以缓慢捻进法进针，进针后不间断捻针，运针 1 分钟左右，要求产生针感传导。留针 15~30 分钟。

针新义穴（图 5.9.5），局部可出现酸、麻、胀样针感，并沿手臂逐步向手背扩散。

针列缺穴（图 5.9.6），局部有麻胀样针感，并扩散至指尖。

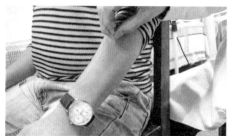

图5.9.5　针新义穴

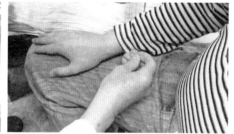

图5.9.6　针列缺穴

针腕骨穴（图 5.9.7），局部有酸胀痛感或触电样针感，并扩散至手掌。

针后溪穴（图 5.9.8），局部有酸胀痛感或触电样针感，并扩散至手掌或小指。

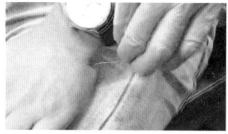

图5.9.7　针腕骨穴

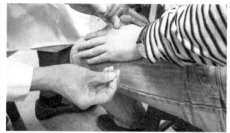

图5.9.8　针后溪穴

（二）疗程

每日 1 次，10 次为 1 个疗程。1 个疗程结束后，可休息 2~4 天。本病用针灸治疗效果不错，但因患者体质及病程的差异，需要的疗程也不一样。

发病即及时针灸的，一般经过 3~4 个疗程的治疗病症即可有明显改善。大多数患者虽经过较长时间西药的控制，或理疗或肉毒素注射治疗，甚至手术治疗，但针灸的疗效依然是值得肯定的，只是相应获效的疗程需要更长，同时应结合局部熨烫、康复锻炼，临床症状才可得到有效控制。

六、注意事项

（1）积极地进行治疗。

（2）放松心情，调畅情志，通过理疗和按摩可以缓解痉挛。

（3）饮食宜以清淡为主，多吃蔬果，合理搭配膳食，注意营养充足，忌辛辣刺激性食物。

（4）注意休息，适当锻炼。

第十节　肩周炎

一、疾病概述

肩周炎又称"肩关节周围炎"，俗称"凝肩""五十肩"。主要表现为肩部逐渐产生疼痛，夜间为甚，并逐渐加重；肩关节活动功能受限而且日益加重，达到某种程度后逐渐缓解，直至最后完全复原。这是一种肩关节囊及其周围韧带、肌腱和滑膜囊的慢性特异性炎症。肩周炎是以肩关节疼痛和活动不便为主要症状的常见病症。本病的好发年龄在 50 岁左右，女性发病率略高于男性，多见于体力劳动者。如得不到有效的治疗，有可能严重影响肩关节的功能活动。肩关节有广泛压痛感，并向颈部及肘部放射，还可出现不同程度的三角肌萎缩。

二、主要症状和体征

（一）症状及体征

1.肩部疼痛

起初肩部呈阵发性疼痛，多数为慢性发作，后疼痛逐渐加剧或变为钝痛，或刀割样痛，且呈持续性。气候变化或劳累后疼痛加重。疼痛可向颈项及上肢（特别是肘部）扩散。当肩部偶然受到碰撞或牵拉时，常可引起撕裂样剧痛。肩痛昼轻夜重为本病一大特点，若因受寒而致痛者，则对气候变化特别敏感。

2. 肩关节活动受限

肩关节向各方向活动均受限，外展、上举、内旋、外旋更为明显，随着病情发展，由于肩部长期废用引起关节囊及肩周软组织的粘连，肌力逐渐下降，加上喙肱韧带固定于缩短的内旋位等因素，因此肩关节各方向的主动活动和被动活动均受限，特别是梳头、穿衣、洗脸、叉腰等动作均难以完成。严重时肘关节功能也可受影响，屈肘时手不能摸到同侧肩部。尤其在手臂后伸时不能完成屈肘动作。

3. 怕冷

患者肩部怕冷，不少患者终年须用棉垫包肩。即使在暑天，肩部也不敢吹风。

4. 压痛

多数患者在肩关节周围可触到明显的压痛点，压痛点多在肱二头肌长头肌腱沟处，以及肩峰下滑囊、喙突、冈上肌附着点等处。

5. 肌肉痉挛与萎缩

三角肌、冈上肌等肩周围肌肉早期可出现痉挛现象，晚期可发生失用性肌萎缩，出现肩峰突起、上举不便、后伸不能等典型症状，此时疼痛症状反而减轻。

（二）辅查

本病主要采用 X 射线检查和肩关节 MRI 检查。

1. X 射线检查

（1）早期特征性改变主要显示肩峰下脂肪线模糊变形乃至消失。所谓肩峰下脂肪线是指三角肌下筋膜上的一薄层脂肪组织在 X 射线平片上的线状投影。当肩关节过度内旋位时，该脂肪组织恰好处于切线位，而显示线状。肩周炎早期，当肩部软组织充血水肿时，X 射线平片上软组织对比度下降，肩峰下脂肪线模糊变形乃至消失。

（2）中晚期，肩部软组织钙化，X 射线平片可见关节囊、滑液囊、冈上肌腱、肱二头肌长头肌腱等处有密度淡而不均的钙化斑影。在病程晚期，X 射线平片可见钙化影致密锐利，部分病例可见大结节骨质增生和骨赘形成等。此外，在肩锁关节可见骨质疏松、关节端增生或形成骨赘或关节间隙变窄等。

2. 肩关节 MRI 检查

肩关节 MRI 检查可以确定肩关节周围结构信号是否正常，是否存在炎症，检查结果可以作为确定病变部位和鉴别诊断的有效方法。

三、中西医对该病的病机认识

（一）中医病因病机

肩周炎在中医学有"肩痹""冻结肩""漏肩风""肩凝症"等名。由于肩关节是经脉和经筋经过与会聚的部位，布有手三阳经及其经筋、足少阳经、阳跷脉、阳维脉以及手三阴经，因此肩关节既是上肢经络气血运行的关键部位，又是上肢运动的枢纽。人至五十，肾精亏损，肾气衰弱，推动、调控脏腑的功能减弱。在脏腑中，心主血，肝藏血，脾统血，脾与胃为气血生化之源，肺主气，朝百脉输送气血，脏腑虚弱则气血亏损，难以抗御外邪，易感受外邪为患。《灵枢·经脉》云"大肠手阳明之脉所生病者……肩前臑痛""小肠手太阳之脉，是动则病……肩似拔""肺手太阴之脉……气虚则肩背痛寒，少气不足以息"；又《灵枢·经筋》曰"足太阳之筋，其病……肩不举""手太阳之筋，其病绕肩胛引颈后痛""手阳明之筋，其病……肩不举"。总之，肾气虚弱，气血亏损，卫外乏力，肩部经脉易受外邪导致经络气血闭阻，引起疼痛；另外，肩关节是上肢运动的枢纽，易发生运动性损伤，也可导致肩关节疼痛。

其主要病机如下。

1. 风寒湿邪侵袭经脉

风为阳邪，向上向外，具有较强的穿透力，易于开发腠理，寒湿邪气可乘机内犯肩部经脉；寒主凝滞，风邪又借寒邪凝滞附着于肩部肌肉关节；湿邪黏着胶固，又借助寒邪之凝固，停滞肩部，导致经络气血闭阻不通。不通则痛，发为肩痛。

2. 瘀血阻滞

经脉跌打损伤，或肩关节活动过度扭伤筋脉，或久痛入络，瘀血停滞，使经络气血闭阻发为肩痛。

3. 筋肉失养

年老气血虚弱，或肩痛久治不愈，经络气血闭阻日久，经筋失养，肌肉挛缩，使肩关节活动艰难。

（二）西医病因病机

西医认为，肩周炎主要是肩部软组织退行引起病变，机体过度劳损，伤后治疗不当等因素所致。本病多发于40岁以上的中老年人，以体力劳动者常见。多因肩部肌腱、韧带、筋膜及滑膜囊等组织持续性地痉挛、缺血而形成周期性的炎性病灶。具有反复发作、缠绵难愈的特点。常易形成局部组织粘连，甚至肌力下降、肌肉萎缩、关节失用和废用，严重妨碍日常生活。

四、选用穴位及定位图解

（一）穴位选用

本病属于神经系统中外周神经受刺激所引起肌肉韧带过度兴奋状态的病症，以局部性取穴为主。按系统疾病分区选用腧穴的部位：颈肩背部和四肢的穴位。该区域的穴位分类如下。

（1）全身性穴位：曲池、新义、外关、后溪、合谷、中渚、足三里、阳陵泉、肩痛穴等。

（2）局部性穴位：新社、肩髃、肩髎、臑俞、肩前、肩贞、新主、臂臑、巨骨、秉风、天宗、阿是穴等。

（3）每次局部取1~2穴，肢体远端取1~2穴。以上穴位轮流使用。

（二）穴位定位

颈部穴位（图5.2.2）、肩背部穴位二（图5.8.1）、肩前区穴位（图5.10.1）、肩外侧区穴位（图5.10.2）、上肢穴位四（图5.5.1、图5.5.2）。

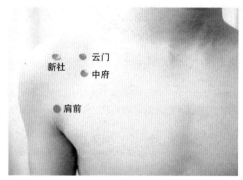

图5.10.1　肩前区穴位

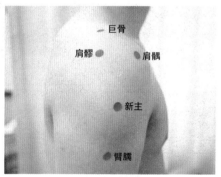

图5.10.2　肩外侧区穴位

五、操作手法图解

根据临床症状、体征及病机分析，本病表现为一侧肩部疼痛、活动受限，这与肩部外周神经受炎性因子不断刺激、神经功能表现过度兴奋有关，故治疗方法为抑制法。以抑制法Ⅰ型或Ⅱ型手法重而较强烈的刺激，抑制外周神经过度兴奋的信号，并改善局部的血液循环，抑制炎症因子细胞，促进致痛物质的代谢，通过神经系统自身的调控作用使机体得到恢复。

（一）具体操作

（1）肩部穴位用抑制法Ⅰ型手法。以缓慢捻进法进针，使针感逐渐增强，并不断向远端扩散，产生较重而舒适的酸麻胀或触电样感觉。留针30分钟左右，留针过程中亦可配合电针予以刺激。

针新社穴（图5.10.3），局部有酸胀、麻感，可扩散至肩前部。

针新主穴（图5.10.4），局部产生酸胀感，可扩散至肩部及上臂部。

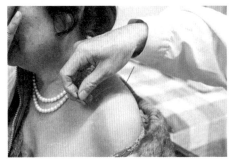
图5.10.3 针新社穴

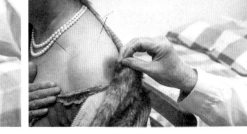
图5.10.4 针新主穴

针肩髃穴（图5.10.5），局部有酸、麻、胀样针感，可沿三角肌向下传导。

针巨骨穴（图5.10.6），局部出现酸麻、胀或触电样等针感，若针感强烈，可传导至手臂内侧。

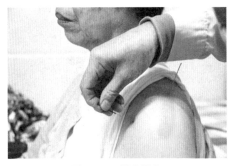
图5.10.5 针肩髃穴

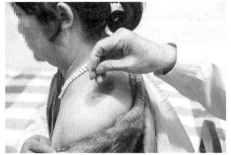
图5.10.6 针巨骨穴

（2）肢体远端穴位用抑制法Ⅱ型手法。以缓慢捻进法进针，进针后不间断捻针，运针1分钟左右，要求产生针感传导。留针15~30分钟。

针新义穴（图5.10.7），局部出现酸麻、胀及线条牵扯样针感，可沿手臂传导至手背。

针阳陵泉穴（图5.10.8），局部有麻胀样或线条波动样针感，可沿小腿外侧传导至足背部。

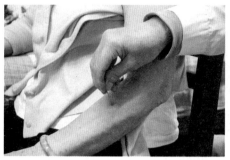
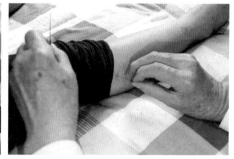

图5.10.7 针新义穴　　　　　　　　图5.10.8 针阳陵泉穴

（二）疗程

每日1次，10次为1个疗程。1个疗程结束后，可休息2~4天。本病以针灸治疗效果较好。因患者体质及病程的差异，需要的疗程也不一样。发病即及时就医针灸的，一般经过1~2个疗程的治疗病症就可得到明显改善，同时注意结合康复锻炼，直至疼痛症状消失、肩部及上肢功能完全恢复。

六、注意事项

（1）避免不良体位和习惯对肩部造成的不良影响及外伤，以预防为先。如已发病，则须更加注意，防止病变的加重和复发。

（2）加强医师和患者之间的交流与配合，医院治疗与家庭治疗相结合。

（3）健康饮食，调节情志，适当锻炼。

第十一节　急性腰肌扭伤

一、疾病概述

急性腰肌扭伤俗称"闪腰"，多因搬抬重物时动作不协调或负重超过承受范围等造成腰部肌肉、筋膜、韧带、椎间小关节、腰骶关节等的急性损伤而出现的一系列临床症状。中医学称之为"闪腰""岔气"，古代文献多称"瘀血腰痛"。多发于青壮年和体力劳动者，以及长期从事弯腰工作的人和平时缺乏锻炼或肌肉不发达的人。是最常见的一种腰痛疾病，男性较女性多见。

脊柱是人体躯干的中轴，起着支撑头颅的作用，是构成支撑胸、腹、盆腔脏器的骨干，有负重、运动、缓冲震荡和平衡身体的作用。腰椎承受着人体 60% 的重量，并经常进行屈、伸、旋转等复杂运动，故腰部在承重和运动时，因过度的负重、不良姿势等所产生的强大拉力和压力，容易引起腰段脊柱周围的肌肉、筋膜和韧带损伤。急性腰肌扭伤多发生在腰背筋膜、骶棘肌、臀大肌附着点和腰骶关节、骶髂关节及髂腰韧带等。

二、主要症状和体征

（一）症状

本病多发于腰部有明显外伤史的中老年人。常于扭伤后出现腰部僵硬疼痛，有断折感，呈持续性。部位局限固定，患者多能准确指出疼痛部位，但多数患者是经数小时或一夜的休息后，症状加重。腰部屈伸、旋转，下床、翻身均感困难，咳嗽、深呼吸时疼痛加剧，腰椎的生理曲度有不同程度的改变，前凸减少或左右侧弯。下肢出现牵涉性疼痛，一般至臀部及大腿后侧，个别患者有时会出现沿坐骨神经分布区域疼痛，亦多为反射性。肌纤维或腰背筋膜撕裂严重时，局部皮下可见瘀斑、肿胀。

（二）体征

单侧或双侧腰部肌肉痉挛多发生在骶棘肌、腰背肌筋膜等处，这是疼痛刺激引起的一种保护性反应，站立或弯腰时加重。多数患者均表现为不同程度的脊柱侧弯畸形，一般是脊柱向患侧侧弯。直腿抬高试验呈阳性，骨盆旋转试验阳性有助于确诊。

（三）辅查

一般单纯性腰肌扭伤患者经 X 射线检查无任何病理改变，必要时经 MRI 检查可发现腰肌出现水肿和（或）出血，严重者可出现肌腱撕裂或肌肉纤维撕裂。对严重腰扭伤患者最好能拍腰骶部正、侧、斜三种方位的 X 射线平片，以确诊外关节突、峡部、横突骨折及结核、肿瘤等病变。

三、中西医对该病的病机认识

（一）中医病因病机

中医认为，腰部气滞血瘀，经络受阻，不通则痛，是本病的病因病机。

1. 气滞阻络

腰部跌仆闪挫，气机阻滞，导致运化循行失职，郁滞横逆，经络受阻，不通则痛，因而产生腰痛，活动受限。

2. 血瘀气阻

腰部跌仆闪挫，筋膜韧带受损，以致腰部瘀血凝滞，气机不畅，因而产生瘀血、肿胀、疼痛，活动受限。

（二）西医病因病机

急性腰肌扭伤多因突然遭受间接外力所致，如担、搬重物时用力过度，或姿势不正确等。腰骶关节是脊柱的枢纽，骶髂关节是躯干与下肢连接的桥梁，体重的压力和外来冲击力集中在这些部位，故受伤机会较大，包括关节附近肌肉损伤、关节扭伤、韧带损伤、小关节错位、小关节滑膜嵌顿等。当脊柱屈曲时，脊柱两旁伸肌特别是骶棘肌收缩，以对抗体重和维持躯干的位置，若此时用力过猛，常易致肌纤维撕裂；脊柱完全屈曲时，主要靠韧带尤其是棘上韧带、棘间韧带、后纵韧带、髂腰韧带等来维持躯干的位置，若此时负重过大，常易造成韧带损伤。急性腰肌扭伤，轻者可致骶棘肌、腰背筋膜起点不同程度的撕裂，重者可致棘上韧带、棘间韧带的撕裂。受伤的组织肿胀、瘀血、出血，刺激相应的神经末梢产生局部疼痛，并引起腰肌痉挛。

四、选用穴位及定位图解

（一）穴位选用

本病属于损伤引起肌肉痉挛所致的外周神经失控的病变，以全身性取穴为主。按系统疾病分区选用腧穴的部位：腰部、臀部和四肢的穴位。该区域的穴位分类如下。

（1）全身性穴位：环跳、外关、后溪、养老、中渚、水沟、飞扬及腰痛点等。

（2）局部性穴位：肾俞、大肠俞、阿是穴等。

（3）每次可单独取全身性穴位1个，予强刺激，得气后留针，留针期间让患者做俯仰、转侧、踢腿、下蹲等动作。亦可结合局部取1~2穴，要求有较强针感。或配合局部拔罐、温和灸及TDP（特定电磁波）照射，效果更佳。

（二）穴位定位

臀部穴位（图5.5.3、图5.5.4）、腰部穴位二（图5.2.4）、上肢及下肢穴位（图5.2.5、图5.2.6），部分也取下肢后侧穴位（图5.11.1）。

五、操作手法图解

根据临床症状、体征及病机分析，本病表现为腰部疼痛、痉挛、活动受限，与腰部外周神经失调、神经肌肉功能表现过度兴奋有关，故治疗方法为抑制法。以抑制法 I 型手法重而较强烈的刺激，抑制外周神经过度兴奋的信号，通过神经系统自身的调控作用使机体恢复。

（一）具体操作

（1）全身性穴位均用抑制法 I 型手法。以缓慢捻进法进针，使针感逐渐增强，并不断向远端扩散，产生较重而舒适的酸麻胀或触电样感觉。留针 20~30 分钟。其间行针 1~2 次，留针期间或出针后让患者逐步做俯仰、转侧、踢腿、下蹲等腰部动作。

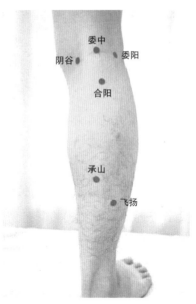

图5.11.1 下肢后侧穴位

针环跳穴（图 5.11.2），有触电样针感沿股后外侧发散至小腿，并直达足趾、足底。有时针感可扩散至腹股沟，达外生殖器。保持针感，留针 30 分钟。出针后让患者逐步活动腰部。

针人中穴（图 5.11.3），局部有酸胀、痛或触电样针感扩散至鼻周及眼部、面部，患者可出现打喷嚏、流眼泪、皱眉闭眼等现象。留针期间让患者逐步活动下肢及腰部。留针 30 分钟，其间运针 3~5 次，直至腰部疼痛减轻及消失，腰部活动恢复。

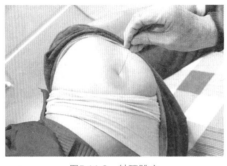

图5.11.2 针环跳穴

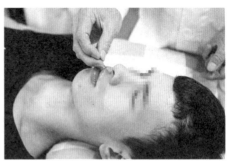

图5.11.3 针人中穴

针后溪穴（图 5.11.4），局部有酸胀、麻感，并扩散至手掌部及指尖。留针 20~30 分钟。留针期间或出针后让患者逐步做俯仰、转侧、踢腿、下蹲等腰部动作。

针外关穴（图5.11.5），局部有酸胀、触电样针感传至手背、指尖。留针20~30分钟。留针期间或出针后让患者逐步做俯仰、转侧、踢腿、下蹲等腰部动作。

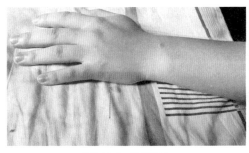
图5.11.4　针后溪穴

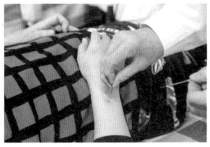
图5.11.5　针外关穴

（2）局部性穴位用抑制法Ⅱ型手法。以缓慢捻进法进针，进针后不间断捻针，运针1分钟左右，同时要求产生针感传导。留针15分钟左右，同时可予温和灸法、TDP照射。留针过程中亦可配合电针刺激。

针肾俞穴（图5.11.6），局部有酸麻、重胀感，可向骶尾部或前下方阴部或大腿内侧扩散。

针大肠俞穴（图5.11.7），局部有酸、麻、胀感，可向骶尾部或前下方阴部或大腿内侧扩散。

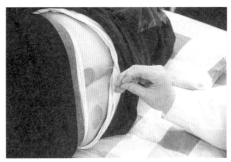

图5.11.6　针肾俞穴

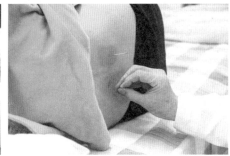
图5.11.7　针大肠俞穴

（二）疗程

每日1次，1~3次为1个疗程。本病以针灸治疗效果较好。因患者体质及病程的差异，需要的疗程也不一样。发病即及时就医针灸的，一般经过1~2次的治疗病症就可有明显改善，同时须注意结合腰部康复锻炼，直至疼痛症状消失和腰部功能恢复。

六、注意事项

（1）避免不良体位及习惯对腰部造成的损伤，注意避免过度用力和使用过重的治疗方式，以防止病变的加重和复发。

（2）加强医师和患者之间的交流与配合，注意休息，避免负重。

（3）健康饮食，调节情志，适当锻炼。

第十二节　腰椎间盘突出症

一、疾病概述

腰椎间盘突出症是因腰椎间盘变性，纤维环破裂，髓核突出，刺激和压迫神经根、马尾神经所表现的一种综合征。本病好发于 20~40 岁青壮年，占腰椎间盘突出症总发病人数的 80%，男性多于女性。下腰部椎间盘为本病的好发部位，其发病约占总发病的 98%。其中第四、第五腰椎之间的椎间盘突出约占 60%，第五腰椎与第一骶椎之间的椎间盘突出次之。腰椎间盘突出症属中医学中"腰痛病"的范畴。

二、主要症状和体征

（一）症状

1. 腰痛

腰痛是大多数患者最先出现的症状，发生率约 91%。由于纤维环外层及后纵韧带受到髓核刺激，经窦椎神经而产生下腰部感应痛，因此有时可伴有臀部疼痛。

2. 下肢放射痛

虽然高位腰椎间盘突出（腰 2~3、腰 3~4）可引起股神经痛，但临床少见，不足 5%。绝大多数患者是腰 4~5、腰 5~ 骶 1 间盘突出，表现为坐骨神经痛。典型坐骨神经痛是从下腰部向臀部、大腿后方、小腿外侧直至足部的放射痛，在打喷嚏和咳嗽等腹压增高的情况下疼痛会加剧。放射痛的肢体多为一侧，极少数中央型或中央旁型髓核突出者表现为双下肢症状。坐骨神经痛的原因有三个：①受破裂的椎间盘产生化学物质的刺激及自身免疫反应使神经根发生化学性炎症；②突出的髓核压迫或牵拉已有炎症的神经根，使其静脉回流受阻，进一步加重水肿，使患者对疼痛的敏感性增高；③受压的神经根缺血。上述三种因素相互关联，互为加重因素。

3.马尾神经症状

向正后方突出的髓核或脱垂、游离椎间盘组织压迫马尾神经，主要表现为大小便障碍，会阴和肛周感觉异常。严重者会出现大小便失控及双下肢不完全性瘫痪等症状，临床上少见。

（二）体征

1.一般体征

（1）腰椎侧凸。这是一种为减轻疼痛的姿势性代偿畸形。视髓核突出的部位与神经根之间的不同关系而表现为脊柱弯向健侧或弯向患侧。如髓核突出的部位位于脊神经根内侧，因脊柱向患侧弯曲可使脊神经根的张力降低，所以腰椎弯向患侧；反之，如突出物位于脊神经根外侧，则腰椎多向健侧弯曲。

（2）腰部活动受限。大部分患者都有不同程度的腰部活动受限，急性期尤为明显，其中以前屈受限最明显。因为前屈位时可进一步促使髓核向后移位，并增加对受压神经根的牵拉。

（3）压痛、叩痛及骶棘肌痉挛。压痛及叩痛的部位基本与病变的椎间隙相一致，80%~90%的病例呈阳性。叩痛以棘突处为明显，是叩击振动病变部位所致。压痛点主要位于椎旁1厘米处，可出现沿坐骨神经放射痛。约1/3患者有腰部骶棘肌痉挛。

2.特殊体征

（1）直腿抬高试验及加强试验。患者仰卧、伸膝，被动抬高患侧下肢。正常人神经根有4毫米的滑动度，下肢抬高到60°~70°始感腘窝不适。腰椎间盘突出症患者因神经根受压或粘连使滑动度减少或消失，抬高在60°以内即可出现坐骨神经痛，称为"直腿抬高试验阳性"。在阳性患者中，缓慢降低患侧下肢高度，待放射痛消失，这时再被动屈曲患侧踝关节，再次诱发放射痛称为"加强试验阳性"。有时因髓核较大，抬高健侧下肢也可牵拉硬脊膜诱发患侧坐骨神经产生放射痛。

（2）股神经牵拉试验。患者取俯卧位，患肢膝关节完全伸直。检查者将患者伸直的下肢高抬，使髋关节处于过伸位，当过伸到一定程度出现大腿前方股神经分布区域疼痛时，则为阳性。此项试验主要用于检查腰 2~3 和腰 3~4 椎间盘突出的患者。

3. 神经系统表现

（1）感觉障碍。视受累脊神经根的部位不同而出现该神经支配区感觉异常。阳性率达 80% 以上。早期多表现为皮肤感觉过敏，渐渐出现麻木、刺痛及感觉减退等现象。因受累神经根以单节单侧为多，故感觉障碍范围较小，但如果马尾神经受累（中央型及中央旁型者），则感觉障碍范围较广泛。

（2）肌力下降。70%~75% 的患者出现肌力下降。当腰 5 神经根受累时，踝及趾背伸力下降。当骶 1 神经根受累时，趾及足跖屈力下降。

（3）反射改变。反射改变亦为本病易发生的典型体征之一。当腰 4 神经根受累时，可出现膝跳反射障碍，早期表现为活跃，之后迅速变为反射减退。当腰 5 神经根受损时对反射多无影响。当骶 1 神经根受累时则跟腱反射障碍。反射改变对受累神经的定位意义较大。

（三）辅查

单纯的 X 射线平片不能直接反映是否存在椎间盘突出，但 X 射线平片上有时可见椎间隙变窄、椎体边缘增生等退行性改变，是一种间接的提示。部分患者有脊柱偏斜、脊柱侧凸等现象。此外，X 射线平片可以发现有无结核、肿瘤等骨病，有着重要的鉴别诊断意义。

CT 可较清楚地显示椎间盘突出的部位、大小、形态和神经根、硬脊膜囊受压移位的情况，同时也可显示椎板及黄韧带肥厚、小关节增生肥大、椎管及侧隐窝狭窄等情况，对本病有较大的诊断价值，目前已普遍采用。

MRI 无放射性损害，对腰椎间盘突出症的诊断具有重要意义。MRI 可以全面地观察腰椎间盘是否发生病变，并通过不同层面的矢状面影像和所累及椎间盘的横切位影像，清晰地显示椎间盘突出的形态及其与硬膜囊、神经根等周围组织的关系，另外还可鉴别是否存在椎管内其他占位性病变。但对突出的椎间盘是否钙化的显示，MRI 不如 CT 检查。

三、中西医对该病的病机认识

（一）中医病因病机

中医古籍对腰痛的记载较为丰富，早在《黄帝内经》中就有了专门的论述。归纳而言，中医学认为气血、经络与脏腑功能的失调与腰痛病的发生有着密切的关系。

1. 病因

（1）外伤：跌仆外伤、腰部用力不当、强力负重、损伤筋骨、经脉气血瘀滞留于腰部而引发腰痛。

（2）劳损：长期劳损导致气血失和、经脉不通。"劳则气耗，劳则伤肾"，日久导致气虚血瘀痰聚，甚者累及肝、肾、督脉。

（3）体质虚弱：患者体质虚弱，气血不足，腠理空疏，筋骨懈惰，血脉壅滞，引发为腰痛。

（4）外邪入侵：风、寒、湿、热等外邪侵袭人体，致使经络困阻，气滞血瘀，脉络不通而致。

2. 病机

本病病位在腰，肾虚为发病之本。"肾为先天之本""腰为肾之府"，故肾脏病变往往先反映于腰部。《素问·脉要精微论》曰："腰者肾之府，转摇不能，肾将惫矣。"肾气亏虚不仅内部气机发生紊乱，也可导致外邪侵入产生病变。而外伤、劳损、风寒湿邪的侵袭都是在肾气亏虚的基础上才起作用的。本病以血瘀为标，跌仆闪挫等外伤均可伤及经络，或为筋骨错缝而致气血瘀滞。气血阻于腰间，故可令人腰痛似折，不可俯仰。

（二）西医病因病机

椎间盘是一种富有弹性的软骨组织，位于两个椎体之间。每个椎间盘由髓核、纤维环和软骨板组成。

椎间盘的主要功能是承担与传达压力，吸收脊髓的震荡，维持脊柱的稳定性和弹性。其中，髓核是椎间盘的功能基础。纤维环和软骨板均有保护髓核的作用，而软骨板的膜具有渗透作用，可与椎体进行水分交换，以维持髓核正常的含水量，保持髓核的半液体状态。

腰椎间盘容易突出有其生理和解剖的原因。由于后纵韧带具有保护椎间盘的作用，但下达腰部时逐渐变窄，而腰段椎管比颈段、胸段粗大，因此腰部椎间盘的纤维环缺乏有力的保护；椎间盘中的髓核位置偏后外侧，而且纤维环前厚后薄，后面缺乏有力的保护；脊柱腰段是承受压力最大的部位，又是活动量最大的部分，所以椎间盘受牵拉、挤压的力量较大，受保护的力量较小，因而容易突出。

1. 椎间盘退化变性

椎间盘退化变性是产生本病的病理基础。随着年龄的增长，以及不断地遭受挤压、牵拉和扭转等外力作用，椎间盘发生退化变性，髓核含水量逐渐减少而失去弹性，继而椎间隙变窄、周围韧带松弛或产生纤维环裂隙，形成腰椎间盘突出症的内因。在外力的作用下，髓核可向裂隙处移动或自裂隙处向外突出，刺激或压迫邻近的软组织（脊神经）而引起该症状。

2. 外力

外力是引起本病的主要原因。腰在负重的情况下突然旋转，或向前方弯腰用力，使腰椎前屈，腹部压力增大，合力向后，推动髓核后移，靠近纤维环后缘。此时，如果向后的合力超过脊柱后方韧带、肌肉的抵抗力，髓核可突破纤维环的薄弱处而凸出。此种情况多见于从事体力劳动的年轻人。

3. 腰背肌劳损

腰背肌劳损是引起本病的辅助条件。脊椎的后方主要有后纵韧带、棘上韧带和棘间韧带及骶棘肌的保护，以限制脊柱过度前屈，并防止椎间盘后移。长期持续弯腰工作，容易造成脊柱后侧肌肉韧带劳损和静力拉伤，使肌肉、韧带乏力，保护作用下降。再加上弯腰时髓核后移，长期挤压纤维环后壁而出现裂隙。有时在某种非大力的作用下，也可导致髓核从纤维环的裂隙处凸出。

4. 遗传因素

腰椎间盘突出症也有家族性发病的报道。

5. 腰骶先天异常

腰骶先天异常包括腰椎骶化、骶椎腰化、半椎体畸形、小关节畸形和关节突不对称等，上述因素可使下腰椎承受的应力发生改变，从而构成椎间盘内压升高，易发生退行性变和损伤。

6. 诱发因素

在椎间盘退行性变的基础上，某种可诱发椎间隙压力突然升高的因素可致髓核突出。常见的诱发因素有增加腹压、腰姿不正、突然负重、妊娠、受寒和受潮等。

四、选用穴位及定位图解

（一）穴位选用

本病属于椎间盘纤维化引起腰部的外周神经受卡压导致神经传导失控的病变，以局部结合全身性取穴为主。按系统疾病分区选用腧穴的部位：腰部、臀部和下肢的穴位。该区域的穴位分类如下。

（1）全身性穴位：环跳、秩边、风市、革门、殷门、承扶、阳陵泉、悬钟、昆仑、委中、承山、飞扬及阿是穴等。

（2）局部性穴位：大肠俞、三焦俞、气海俞、肾俞、腰阳关、新建、居髎及阿是穴等。

（3）一般按神经分布规律取穴。

①主穴：环跳、秩边，为坐骨神经干循行经过部位。

②配穴：腰部——大肠俞、三焦俞、气海俞、肾俞。臀部——新建、居髎。大腿部——风市、革门、殷门、承扶。小腿部——外侧为阳陵泉、悬钟、昆仑，后侧为委中、承山、飞扬。

每次取 1 个主穴，2~3 个配穴（根据疼痛或牵扯的部位选择）。用缓慢捻进法进针，要求产生较强针感。留针 20~30 分钟。

（二）穴位定位

腰部穴位二（图 5.2.4）、臀部穴位（图 5.5.3、图 5.5.4）、下肢穴位二（图 5.2.6），以及下肢后侧穴位（图 5.11.1）。

五、操作手法图解

根据临床症状、体征及病机分析，本病表现为腰部疼痛、痉挛、活动受限，与腰部外周神经失调、神经肌肉功能表现过度兴奋有关，故治疗方法为抑制法。以抑制法 I 型手法重而较强烈的刺激，抑制外周神经过度兴奋的信号，通过神经系统自身的调控作用使机体恢复。

（一）具体操作

（1）主穴均用抑制法 I 型手法。以缓慢捻进法进针，使针感逐渐增强，并不断向远端扩散，产生较重而舒适的酸麻、胀或触电样感觉。留针 20~30 分钟，其间行针 1~2 次。

针环跳穴（图 5.12.1），可有触电样针感沿股后外侧扩散至小腿，直达足趾、足底。有时针感可扩散至腹股沟，达外生殖器。

针秩边穴（图 5.12.2），可有触电样针感沿股后外侧扩散至小腿、足跟部。

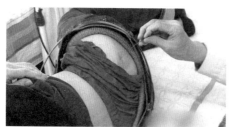
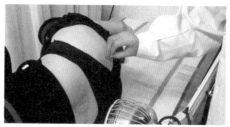

图5.12.1　针环跳穴　　　　　　　　图5.12.2　针秩边穴

（2）配穴用抑制法 II 型手法。以缓慢捻进法进针，进针后不间断捻针，运针 1 分钟左右，要求产生针感传导。留针 15 分钟左右，局部可予温和灸法、TDP 照射。留针过程中亦可配合电针刺激。

针阳陵泉穴（图 5.12.3），局部有麻胀、线条波动样针感，可沿小腿外侧传至足跟、足底。

针气海俞穴（图 5.12.4），局部有酸、麻、胀感，并向骶尾部或前下方阴部或大腿内侧放射。

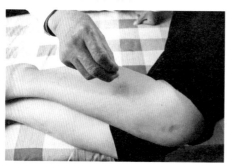
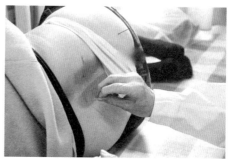

图5.12.3　针阳陵泉穴　　　　　　　图5.12.4　针气海俞穴

针大肠俞穴（图 5.12.5），局部有酸、麻、胀感，并向骶尾部或前下方阴部或大腿内侧放射。

针新建穴（图 5.12.6），局部有酸、麻、胀感，或沿大腿外侧向下扩散。

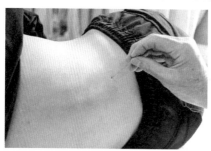
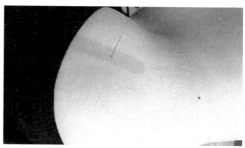

图5.12.5　针大肠俞穴　　　　　　　图5.12.6　针新建穴

（二）疗程

每日 1 次，10 次为 1 个疗程。本病以针灸治疗效果较好。因患者体质及病程的差异，需要的疗程也不一样。发病即及时就医针灸的，一般经过 1~2 个疗程的治疗病症就可有明显改善，同时须注意结合腰部康复锻炼，直至疼痛症状消失和腰部功能恢复。

六、注意事项

（1）避免不良体位及习惯对腰部造成的损伤，注意避免过度用力和使用过重的治疗方式，防止病变的加重和复发。

（2）加强医师和患者之间的交流与配合，注意休息，避免负重。

（3）健康饮食，调节情志，适当锻炼。

第十三节　强直性脊柱炎

一、疾病概述

强直性脊柱炎（AS）是以骶髂关节和脊柱附着点炎症为主要症状的疾病，与 HLA-B27 呈强关联。某些微生物（如克雷伯菌）与易感者自身组织具有共同抗原，可引发异常免疫应答。该病是四肢大关节、椎间盘纤维环及其附近结缔组织纤维化和骨化，以及关节强直为病变特点的一种慢性炎性疾病。强直性脊柱炎属风湿病范畴，是血清阴性脊柱关节病的一种。该病病因目前尚不明确，是以脊柱为主要病变部位的慢性病，累及骶髂关节，可引起脊柱强直和纤维化，造成不同程度的眼、肺、肌肉、骨骼病变，属自身免疫性疾病。

二、主要症状和体征

（一）初期症状

该病好发于 16~25 岁青年，尤其是青年男性。强直性脊柱炎一般起病比较隐匿，早期无任何临床症状。有些患者在早期可表现出轻度的全身症状，如乏力、消瘦、长期或间断低热、食欲缺乏、轻度贫血等。由于病情较轻，因此患者大多不能早期发现，致使病情延误，失去最佳治疗时机。

（二）关节病变表现

AS 患者多有关节病变，且绝大多数首先被侵犯骶髂关节，以后上行发展至颈椎。少数患者先由颈椎或几个脊柱段同时受侵犯，也可侵犯周围关节。早期病变处关节有炎性疼痛，伴有关节周围肌肉痉挛，有僵硬感，晨起明显。也可表现为夜间痛，经活动或服止痛剂后有所缓解。随着病情发展，关节疼痛减轻，而各脊柱段及关节活动受限和发生畸形。晚期，整个脊柱和下肢均变成僵硬的弓形，向前屈曲。

1. 骶髂关节炎

约 90% 的 AS 患者最先表现为骶髂关节炎。后上行发展至颈椎，表现为反复发作的腰痛。腰骶部呈僵硬感，间歇性或两侧交替出现腰痛和臀部疼痛，可放射至大腿。无阳性体征，伸直抬腿试验为阴性。但直接按压或伸展骶髂关节可引起疼痛。有些患者无骶髂关节炎症状，仅 X 射线检查发现有异常改变。约 3% 的 AS 患者颈椎最早受累，以后下行发展至腰骶部。约 7% 的 AS 患者几乎脊柱全段同时受累。

2. 腰椎病变

腰椎受累时，多数表现为下背部和腰部活动受限。腰部前屈、背伸、侧弯和转动均可受限。体检可发现腰椎棘突压痛，腰椎旁肌肉痉挛。后期可有腰肌萎缩。

3. 胸椎病变

胸椎受累时，表现为背痛、前胸和侧胸痛，最常见为驼背畸形。肋椎关节、胸骨柄体关节、胸锁关节及肋软骨间关节受累时，则呈束带状胸痛，胸廓扩张受限，吸气、咳嗽或打喷嚏时胸痛加重。严重者胸廓保持在呼气状态，胸廓扩张度较正常人降低 50% 以上，只能靠腹式呼吸辅助。由于胸腹腔容量缩小，因此常造成心肺功能和消化功能障碍。

4. 颈椎病变

少数患者首先表现为颈椎炎。先是颈椎部疼痛，痛感沿颈部向头部、臂部放射。颈部肌肉开始时发生痉挛，后萎缩，病变进展可发展至颈胸椎后凸畸形。头部活动明显受限，常固定于前屈位，不能上仰、侧弯或转动。严重者仅能看到自己足尖前方的一小块地面，不能抬头平视。

5. 周围关节病变

约 50% 的 AS 患者有短暂的急性周围关节炎，约 25% 有永久性周围关节损害。病变一般多发生于大关节，下肢多于上肢。肩关节受累时，关节活动受限，疼痛更为明显，梳头、抬手等活动均受限。病变侵犯膝关节时则膝关节呈代偿性弯曲，使行走、坐立等更为困难。病变极少侵犯肘、腕和足部关节。

此外，耻骨联合亦可受累，骨盆上缘、坐骨结节、股骨大粗隆及足跟部均可有骨炎症状，早期表现为局部软组织肿、痛，晚期有骨性粗大症状。周围关节炎一般可发生在脊柱炎发生之前或之后。局部症状与类风湿关节炎不易区别，但遗留畸形者较少。

（三）关节外表现

AS 患者的关节外病变大多出现在脊柱炎发生后，偶有骨骼肌肉症状出现之前数月或数年才发生关节外症状。AS 可侵犯全身多个系统，并伴发多种疾病。

1. 心脏病变

以主动脉瓣病变较为常见。临床有不同程度主动脉瓣关闭不全者约占1%；约 8% 发生心脏传导阻滞，可与主动脉瓣关闭不全同时存在或单独发生；严重者因完全性房室传导阻滞而发生阿－斯综合征；当病变累及冠状动脉时，可发生心绞痛；少数发生主动脉肌瘤、心包炎和心肌炎。

2. 眼部病变

长期随访得知，约 25% 的 AS 患者有结膜炎、虹膜炎、眼色素层炎或葡萄膜炎，后者偶可并发自发性眼前房出血。虹膜炎易复发，病情越长发生率越高，但与脊柱炎的严重程度无关。有周围关节病者常见，少数可先于脊柱炎发生。眼部疾病常为自限性，有时需要用皮质激素治疗，有的未经恰当治疗可致青光眼或失明。

3. 耳部病变

在发生慢性中耳炎的 AS 患者中，其关节外表现明显多于无慢性中耳炎的 AS 患者。

4. 肺部病变

少数 AS 患者后期可并发上肺叶斑点状不规则的纤维化病变，表现为咳痰、气喘，甚至咯血，并可能伴有反复发作的肺炎或胸膜炎。

5. 神经系统病变

脊柱强直及骨质疏松，易使颈椎脱位和发生脊柱骨折，从而引起脊髓压迫症。如发生椎间盘炎，则引起剧烈疼痛。AS 后期可侵犯马尾，发生马尾综合征，而导致下肢或臀部神经根性疼痛，骶神经分布区感觉丧失，跟腱反射减弱及膀胱、直肠等运动功能障碍。

6. 淀粉样变

为 AS 少见的并发症。

7. 肾及前列腺病变

与 RA（类风湿关节炎）相比，AS 极少发生肾功能损害，但有发生 IgA 肾病的报告。AS 并发慢性前列腺炎较对照组增高，其意义不明。

（四）辅查

1. X 射线检查

对 AS 的诊断有极为重要的意义，98%~100% 的病例早期即有骶髂关节的 X 射线改变，这是本病诊断的重要依据。早期 X 射线表现为骶髂关节炎，病变一般从骶髂关节的中下部开始，为两侧性。开始多侵犯髂骨侧，进而侵犯骶骨侧，可见斑点状或块状，髂骨侧明显。继而可侵犯整个关节，边缘呈锯齿状，软骨下有骨硬化、骨质增生，关节间隙变窄。最后关节间隙消失，发生骨性强直。骶髂关节炎经 X 射线检查诊断标准分为 5 期：0 期为正常骶髂关节；I 期为可疑骶髂关节炎；II 期为骶髂关节边缘模糊，略有硬化和微小侵袭病变，关节间隙无改变；III 期为中度或进展性骶髂关节炎，伴有近关节区硬化、关节间隙变窄 / 增宽、骨质破坏或部分强直；IV 期为关节完全融合或强直，伴或不伴硬化。

对临床怀疑而经 X 射线检查不能确诊者，可以行 CT 检查，它能清晰显示骶髂关节间隙，对测定关节间隙有无增宽、狭窄、强直或部分强直有独到之处。MRI 和 SPECT 闪烁造影骶髂关节拍片，则非常有助于极早期诊断和治疗，从这个角度看明显优于普通 X 射线检查，但费用昂贵，不提倡作为常规检查。

2. 实验室检查

白细胞计数正常或升高，淋巴细胞比例稍增加，少数患者有轻度贫血（正细胞低色素性），血沉可增快，但与疾病活动的相关性不大，而 C 反应蛋白则较有意义。血清白蛋白减少，α1 和 γ 球蛋白增加，血清免疫球蛋白 IgG、IgA 和 IgM 可增加，血清补体 C3 和 C4 常增加。约 50% 的患者碱性磷酸酶升高，血清肌酸磷酸激酶也常升高。血清类风湿因子呈阴性。虽然

90%~95% 以上的 AS 患者 HLA-B27 呈阳性，但一般不依靠 HLA-B27 来诊断 AS，故 HLA-B27 不作为常规检查。

三、中西医对该病的病机认识

（一）中医病因病机

强直性脊柱炎是现代医学的病名，是一种临床难治病，中医学并无该病的确切病名，只是根据其脊柱强直、肌肉麻痹、腰背畸形的特点将其归类于"痹证""竹节风"的范畴。《素问·痹论》曰："风、寒、湿三气杂至，合而为痹也。其风气胜者为行痹；寒气胜者为痛痹；湿气胜者为著痹。"强调风、寒、湿邪的共同作用是痹证发生的外因。《古今医案按》中，李士材认为"遍体疼痛，尻髀皆肿，足膝挛急"等症状皆由荣血受寒、经脉挛急所造成，是为痹证。《金匮要略·历节篇》有"沉即主骨，弱即主筋，沉即为肾，弱即为肝。汗出入水中，如水伤心""少阴脉浮而弱，弱则血不足，浮则为风，风血相搏，即疼痛如掣"的记载，论述肝肾不足，风寒湿内侵的病机，即肝肾阴血不足，导致风邪乘虚侵犯，致经脉痹阻，筋骨失养，肌肉僵硬，屈伸不利。又《医学衷中参西录》提到"凡人之腰痛，皆脊梁处作痛，以实督脉主之肾虚者，其督脉必虚"。张景岳在《景岳全书·痹》中则认为，痹证应在风、寒、湿三邪合痹的理论上进一步将其细分为阴证、阳证两种。

（二）西医病因病机

该病病因目前尚未完全明了，可能与基因遗传、感染、外伤、淋病等因素有关。病理变化以增生性肉芽组织为特点的滑膜炎开始，关节发生骨性强直的倾向性显著。本病的病变部位是肌腱、韧带在骨骼的附着处，又被称为"附着性关节炎"，即附着处的骨质被炎性物质侵蚀破坏，逐渐由淋巴细胞和浆细胞的结缔组织所替代。病变沿韧带或肌腱血管扩展，病变周围的骨髓组织亦有水肿。因淋巴细胞和浆细胞浸润，破坏区的骨部产生反应新骨。修复性新骨生成过多、过盛，并向附着的肌腱或韧带延伸，形成骨赘。在关节滑膜炎发生后，关节囊逐渐骨化，关节亦趋强直，关节相邻的骨面被髓腔血管所侵蚀，逐渐被骨沉着所充填。在脊柱纤维环与椎体软骨的附着部，椎间盘的前方和侧方也同样形成韧带骨赘，使椎间盘形成骨性强直，以前韧带病变最明显。在椎体节段之间，韧带骨化形成类似竹节骨桥，故被称为"竹节样脊柱"。之后软骨板骨化、软骨内化骨、血管向椎间盘侵蚀，椎间盘逐渐骨化。

西医对 AS 的诊断要点如下。

（1）骶髂关节、腰背部反复疼痛。

（2）早、中期患者脊柱活动有不同程度受限；晚期患者脊柱出现强直驼背固定，胸廓活动受限。

（3）实验室检查，血沉多增快，RF（射频）多呈阴性，HLA-B27 多呈阳性。

（4）X 射线检查，早期 X 射线平片呈骶髂关节间隙模糊，椎体小关节间隙改变；中期 X 射线平片显示骶髂关节踞齿样变，部分韧带钙化、方椎、小关节骨质受破坏，关节间隙模糊；晚期 X 射线平片显示骶髂关节融合，脊柱呈竹节样变。

四、选用穴位及定位图解

（一）穴位选用

本病属于由多部位结缔组织纤维化引起神经肌肉功能性失调的病变，以局部性取穴为主。按系统疾病分区选用腧穴的部位：腰背部、臀部和四肢的穴位。该区域的穴位分类如下。

（1）全身性穴位：环跳、秩边、阳陵泉、悬钟、昆仑、委中、承山、飞扬及阿是穴等。

（2）局部性穴位：大椎、肝俞、胆俞、大肠俞、三焦俞、气海俞、肾俞、腰阳关、上髎、次髎、阿是穴等。

（3）每次取局部（腰骶）1~2 个主穴、远端 2~3 个配穴，予强刺激，得气后留针。要求有较强针感。

（二）穴位定位

骶部穴位（图 5.1.3）、肩背部穴位一（图 5.2.3）、腰部穴位二（图 5.2.4）、上下肢穴位（图 5.2.5、图 5.2.6）、臀部穴位一（图 5.5.3）及下肢后侧穴位（图 5.11.1）

五、操作手法图解

根据临床症状、体征及病机分析，本病表现为腰骶部疼痛、痉挛、活动受限，与腰部外周神经失调、神经肌肉功能表现过度兴奋有关，故治疗方法为抑制法。以抑制法 II 型手法重而较强烈的刺激，抑制外周神经肌肉过度兴奋的信号，通过神经系统自身的调控作用使机体恢复。

（一）具体操作

（1）全身性穴位均用抑制法 II 型手法。以缓慢捻进法进针，使针感逐渐增强，并不断向远端扩散，产生较重而舒适的酸麻胀或触电样感觉。留针 15~20 分钟，其间行针 1~2 次。

针秩边穴（图 5.13.1），可有触电样针感沿股后外侧扩散至小腿，直达足趾、足底。

针阳陵泉穴（图 5.13.2），局部有麻胀、线条波动样针感，可沿小腿外侧传至足跟、足底。

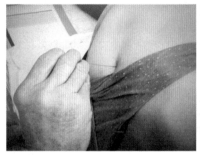 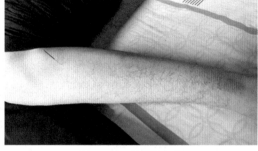

图5.13.1　针秩边穴　　　　　　　　图5.13.2　针阳陵泉穴

针委中穴（图 5.13.3），局部有酸麻、沉胀、触电样针感，并沿小腿后侧放散，向下传导至足跟。

针悬钟穴（图 5.13.4），局部有酸麻、沉胀感，可传至足背部。

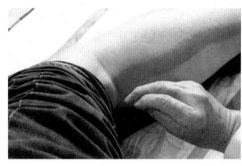 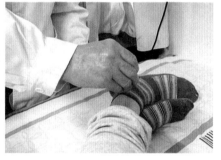

图5.13.3　针委中穴　　　　　　　　图5.13.4　针悬钟穴

（2）局部性穴位用抑制法 II 型手法。以缓慢捻进法进针，进针后不间断捻针，运针 1 分钟左右，要求产生针感传导。留针 15 分钟左右，可予温和灸法、TDP 照射。留针过程中亦可配合电针刺激。

针三焦俞穴（图 5.13.5），有麻胀样针感向上下扩散至腰背部。

针关元俞穴（图 5.13.6），有麻胀样针感向腰臀部扩散。

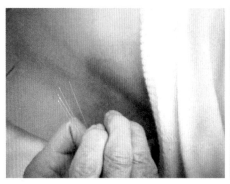

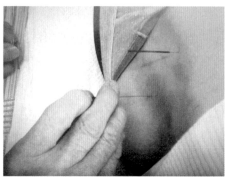

图5.13.5　针三焦俞穴　　　　　　　　图5.13.6　针关元俞穴

（二）疗程

每日 1 次，10 次为 1 个疗程。本病以针灸治疗效果较好。因患者体质及病程的差异，需要的疗程也不一样。发病即及时就医针灸的，一般经过 3~4 个疗程的治疗病症就可有明显改善，同时须注意结合腰骶部的中药熨烫、康复锻炼，直至疼痛症状消失和躯干、腰骶部功能得到恢复。

六、注意事项

（1）避免不良体位及习惯对腰部造成的损伤，注意避免过度用力和使用过重的治疗方式，防止病变的加重和复发。

（2）加强医师和患者之间的交流与配合，注意休息，避免负重。

（3）健康饮食，调节情志，适当锻炼。

第十四节　膝关节骨性关节炎

一、疾病概述

膝关节骨性关节炎（OA）是指关节软骨出现退行性改变，并伴有软骨下骨质增生，从而使关节逐渐被破坏及产生畸形，影响膝关节功能的一种退行性疾病。疾病发生的整个过程不仅影响膝关节软骨，还影响整个关节，包括软骨下骨、韧带、关节囊、滑膜及关节周围肌肉。该病开始表现为膝关节软骨生化代谢的异常和结构的受损，进而发生退行性改变，产生关节软骨纤维化、皲裂、溃疡、脱失及整个关节面的缺损，导致关节疼痛和功能丧失。临床此病较多别称，如"增生性骨关节炎""老年性骨关节炎"等，但这些仅能代表其病因、病理变化的某一方面，仍以"骨性关节炎"较具代表性。

骨性关节炎可分为原发性和继发性两类。原发性骨性关节炎多发生于中老年人，且女性多于男性。发病原因不明，与遗传和体质因素有一定的关系。继发性骨性关节炎可发生于青壮年，继发于创伤、炎症、关节不稳定、慢性反复的积累性劳损或先天性疾病等。膝关节骨性关节炎是常见的关节疾病之一，门诊的膝痛患者有 50% 以上是因为骨性关节炎而就医。OA 在中年以后多发，女性多于男性。本病在 40 岁人群中的患病率为 10%~17%，60 岁以上为 50%，在 75 岁以上人群中则高达 80%。该病有一定的致残率。相当多的膝关节退变、增生并无临床症状。当退变的关节出现临床症状时，即可称为"骨性关节炎"。

二、主要症状和体征

（一）症状

膝关节骨性关节炎的主要症状是疼痛和活动功能障碍，以及关节活动协调性改变所引起的一些症状。

1. 疼痛

（1）疼痛程度。多数患者膝痛属于轻度和中度疼痛，少数为重度，偶见剧痛或不痛。疼痛多为钝痛，伴沉重感、酸胀感或僵滞感，活动不适。属重度或剧烈疼痛者，或持续几天，或很快消失，也有少数持续较久，或一旦做某个动作就痛。也有伴发肿胀、红热呈急性炎症反应者，可能与关节内合并轻度感染，或与生化反应刺激有关。

（2）疼痛特点。①始动痛。膝关节处于某一静止体位较长时间，刚开始变换体位时发生疼痛，也有人称之为"胶滞现象"。活动后疼痛减轻，负重和活动多时又加重，具有"痛—轻—重"的规律。②负重痛。患者常诉说游泳、骑自行车时膝不痛，而上下楼、上下坡时膝痛，或从坐位或蹲位站起时痛，或是抱孩子、提担重物时膝痛，这都是因加重了膝关节的负荷而引起的膝痛。③主动活动痛。程度重于被动活动痛，因主动活动时肌肉收缩加重了关节负担。④休息痛。膝关节长时间处于某一体位静止不动或夜间睡觉时发生的疼痛，又称"静止痛"。这与静脉血液回流不畅、造成髓腔及关节内压力增高有关。需经常变换体位，疼痛才会有所缓解。

疼痛多与气温、气压、环境、情绪有关，秋冬季节加重，天气变化时加重，故有"老寒腿""气象台"之称。

2. 活动障碍

（1）关节僵硬。指经过休息，尤其是当膝关节长时间处于某一体位时，自觉活动不利，特别是起动困难，这种现象称为"胶滞现象"。这是一种弹性僵硬，与摩擦和粘连不同，可以随膝关节活动而改善。

（2）关节不稳。常见原因之一是骨质受磨损导致内外翻畸形，表现为步态摇摆。膝关节反复肿胀，积液较多，关节松弛，而致关节不稳。

（3）关节屈伸活动范围减少。关节经常肿胀疼痛，被迫处于轻度屈膝位以缓解关节内的压力，久之则腘绳肌发生痉挛，伸直受限。一般因胫骨髁间骨赘引起骨性伸膝受限。屈曲受限多因关节囊挛缩、骨赘增生、关节面不平、髌骨移动度减少，甚至关节内或关节外粘连等所引起。

（4）步行能力下降，上下台阶、下蹲、跑、跳等能力下降更加明显。

（二）体征

1. 关节肿胀

关节肿胀以髌上囊及髌下脂肪垫肿胀较多见，也可为全膝肿胀。肿胀分为三度：略比健侧肿胀为轻度，肿胀达到与髌骨相平为中度，高出髌骨为重度。以轻度和中度肿胀多见。

2. 肌肉萎缩

股四头肌早期因废用而萎缩。

3. 关节压痛

关节间隙、髌骨边缘及韧带附着处压痛。

4. 关节运动受限

屈伸范围受限，多因骨赘阻挡、滑膜肿胀、关节囊挛缩和保护性肌痉挛所致。

5. 摩擦音

屈伸关节出现摩擦感，偶闻摩擦音。

6. 关节畸形

关节畸形仅见于晚期患者，纤维性或骨性强直极少见。以膝内翻畸形最为常见，这与股骨内髁圆而凸起，胫骨内侧平台又较凹陷，且骨质相对疏松又兼内侧半月板较薄弱有关。甚者伴有小腿内旋的现象。畸形使膝关节负荷更加不匀，越发加重畸形。另一种常见畸形是髌骨力线不正，或髌骨增大。股内侧肌萎缩，使髌骨内外侧牵拉力量不均衡，受外侧副韧带的支持带牵拉髌骨外移。

（三）辅查

骨关节炎早期仅有软骨退行性改变时，经 X 射线平片检查可能没有异常表现。随着关节软骨变薄，关节间隙逐渐变窄，间隙狭窄可呈不匀称改变。在标准 X 射线平片上可见，成人膝关节间隙为 4 毫米，小于 3 毫米即为关节间隙狭窄；60 岁以上的人正常关节间隙为 3 毫米，小于 2 毫米为关节间隙狭窄；个别人关节间隙甚至消失。患者站立位膝关节正侧位片，与卧位片对比，更能显示关节间隙的改变，这对了解病变程度有较大意义。负重软骨下骨质内可见囊性改变，这种囊性变常为多个，一般直径不超过 1 厘米，可为圆形、卵圆形或豆粒状。关节边缘（实际上是软骨边缘）及软组织止点可有骨赘形成，或见关节内游离体、骨质疏松、骨端肥大、软组织肿胀阴影等。

关节间隙狭窄、软骨下骨板硬化和骨赘形成是骨性关节病的基本 X 射线特征。Ahlback 在 1968 年提出，根据 X 射线检查可将骨性关节病的严重程度分为 5 度。1 度：关节间隙狭窄病（50% 是关节软骨磨损）；2 度：关节间隙消失；3 度：轻度骨磨损；4 度：中度骨磨损（磨损造成骨丧失 0.5~1 厘米）；5 度：严重骨磨损常有关节半脱位。

MRI 检查能敏锐地发现膝关节软骨及软组织的改变。当临床高度怀疑本病而 X 射线平片表现为阴性时，建议应行膝关节 MRI 检查。骨性关节炎分 3 种类型。①单纯型：以软骨改变及骨质增生为主，约占 40%；②软组织型：单纯型表现加上一种软组织异常者（如侧副韧带、滑囊炎等），约占 35%；③骨型：以软骨下骨质改变为主，如小囊样变、片状异常信号影、骨质侵蚀等，约占 25%。

三、中西医对该病的病机认识

（一）中医病因病机

本病属中医学"痹证""骨痹""膝痹"的范畴。膝关节骨性关节炎的发生与年龄有明显相关性，"男不过尽八八，女不过尽七七，而天地之精气皆竭矣"（《素问·上古天真论》）。男性"八八"，女性"七七"，表现肝肾亏虚，是膝关节骨性关节炎发生的内在最主要原因。另有因风寒湿、风湿热等外邪入侵等原因。不论是内因，还是外因，其结果都会导致气血运行不畅、瘀血闭阻。"不通则痛"，故患者表现为疼痛、气血不畅、筋骨失养，兼见骨质疏松、关节变形。若有外邪，则邪性外显，各有不同。

（二）西医病因病机

对于本病病因，目前西医学尚未完全明确，但已明确以下因素可以造成关节软骨受损。

1. 慢性劳损

长期姿势不良，负重用力，体重过重，导致膝关节软组织损伤。

2. 肥胖

体重的增加和膝骨性关节炎的发病率成正比。肥胖是该病情加重的主要因素。肥胖者的体重下降则可减少膝骨关节炎的发病率。

3. 骨密度降低

当软骨下骨小梁变薄、变僵硬时，其承受压力的耐受性就减少。因此，在骨质疏松者身上出现骨性关节炎的概率就增加。

4. 外伤和力的承受

经常性的膝关节损伤，如骨折，软骨、韧带的损伤，也是病因。关节在异常状态下，如髌骨在切除术后环节处于不稳定状态时，当关节承受肌力不平衡并加上局部压力，就会出现软骨的退行性变。正常的关节在活动甚至剧烈运动后是不会出现骨性关节炎的。

5. 遗传因素

不同种族的人关节受累情况是各不相同的。如髋关节、腕掌关节的骨性关节炎在白种人中多见，在有色人种中少见。性别亦有影响，本病在女性中较多见。资料表明，患有 Heberden 结节（手指的远端指间关节病）的妇女，其母亲和姊妹的骨性关节炎发病率远比无此病的家属要高2~3倍。

四、选用穴位及定位图解

（一）穴位选用

本病属于膝关节局部组织受损及受无菌性炎症等刺激而引起神经肌肉功能性失调的病变，以局部性取穴为主。按系统疾病分区选用腧穴的部位：

膝部和下肢的穴位。该区域的穴位分类如下。

（1）全身性穴位：昆仑、悬钟、三阴交、太溪等。

（2）局部性穴位：阳陵泉、阴陵泉、足三里、犊鼻、膝眼、鹤顶、梁丘、血海、阿是穴等。

（3）每次取局部 3~4 个主穴，远端 1~2 个配穴，予强刺激，得气后留针，要求有较强针感。

（二）穴位定位

膝关节穴位（图 5.14.1）及下肢穴位二（图 5.2.6）。

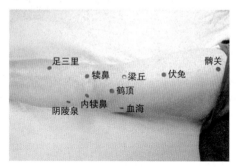

图5.14.1　膝关节穴位

五、操作手法图解

根据临床症状、体征及病机分析，本病表现为膝关节部疼痛、僵硬、活动受限，这与膝部外周神经失调、神经肌肉功能表现过度兴奋有关，故治疗方法为抑制法。以抑制法Ⅱ型手法重而较强烈的刺激，抑制外周神经肌肉的过度兴奋的信号，通过神经系统自身的调控作用使局部功能得到恢复。

（一）具体操作

（1）全身性穴位均用抑制法Ⅱ型手法。以缓慢捻进法进针，使针感逐渐增强，并不断向远端放散，产生较重而舒适的酸麻胀或触电样感觉。留针 15~20 分钟，其间行针 1~2 次。

针昆仑穴（图 5.14.2），局部有酸胀感，可向足趾扩散。

针悬钟穴（图 5.14.3），局部有酸胀感，可沿小腿外侧向上下扩散。

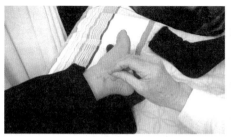

图5.14.2　针昆仑穴

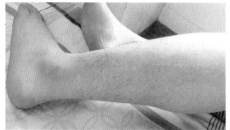

图5.14.3　针悬钟穴

（2）局部性穴位用抑制法Ⅱ型手法。以缓慢捻进法进针，进针后不间断捻针，运针 1 分钟左右，要求产生针感传导。留针 15~20 分钟，可予温和灸法、TDP 照射。留针过程中亦可配合电针刺激。

针内外犊鼻穴（图 5.14.4），局部有酸、麻、胀感，可向膝盖扩散。

针血海穴（图 5.14.5），局部有酸、麻、胀感，并扩散至膝内侧部。

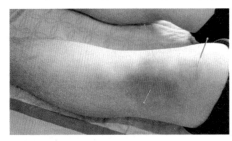 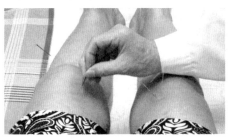

图5.14.4　针内外犊鼻穴　　　　　　　　　图5.14.5　针血海穴

针阳陵泉穴（图 5.14.6），局部有麻胀感，时有线条波动样针感向小腿部直至足跟、足底放射。

针梁丘穴（图 5.14.7），局部有酸麻胀感，并扩散至膝外侧部。

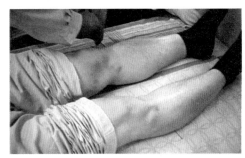 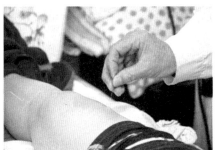

图5.14.6　针阳陵泉穴　　　　　　　　　图5.14.7　针梁丘穴

（二）疗程

每日 1 次，10 次为 1 个疗程。本病以针灸治疗效果较好。因患者体质及病程的差异，需要的疗程也不一样，发病即及时就医针灸的，一般经过 1~2 个疗程的治疗病症就可有明显改善，同时须注意结合膝关节康复锻炼，直至疼痛症状消失及膝部功能得到恢复。

六、注意事项

（1）避免不良体位及习惯对膝部造成的不良影响，避免过度用力和使用过重的治疗方式，防止病变的加重和复发。

（2）加强医师和患者之间的交流与配合，注意休息，避免负重。

（3）健康饮食，调节情志，适当锻炼。

第十五节　原发性痛经

一、疾病概述

原发性痛经（Primary Dysmenorrhea——PD），又称"功能性痛经"，是妇女在行经前后，或正值行经期间，小腹及腰部疼痛或剧痛难忍，甚至下腹部剧痛，不能耐受，卧床不起，常伴有面色苍白、头面冷汗淋漓、手足厥冷、呕吐、晕厥等症，并随着月经周期发作。痛经多持续数小时或1~2天，月经血块多，经血排出通畅后，疼痛逐渐缓解。临床上，分原发性痛经和继发性痛经两种。

二、主要症状和体征

原发性痛经常发生在年轻女性，即从初潮后数月（6~12个月）开始，30岁以后发生率逐渐下降。疼痛常在月经即将来潮前或来潮后开始出现，并持续至月经期的前48~72小时。疼痛常呈痉挛性，有时很重，须卧床数小时或数天才能有所缓解。疼痛集中在下腹正中，有时也伴腰痛或疼痛放射至股内侧。其他症状包括头痛乏力、头晕、恶心呕吐、腹泻、腰腿痛等常有出现。

三、中西医对该病的病机认识

（一）中医病因病机

本病属于中医学"经行腹痛"的范畴。现代中医认为痛经的病位在胞宫和冲任二脉，以"不通则痛，不荣则痛"为主要病机。经多数医家研究，认为气虚、寒凝是原发性痛经的基本病机。

（二）西医病因病机

一般认为，原发性痛经应归咎于以下几种原因：子宫内膜前列腺素含量增高、内膜管型脱落（膜性痛经）、子宫发育不全、子宫屈曲、颈管狭窄、不良体姿及体质因素、变态反应状态及精神因素等。但主要与月经时子宫内膜前列腺素含量增高有关。前列腺素含量高可引起子宫平滑肌过强收缩，血管痉挛，造成子宫缺血、乏氧状态而出现痛经。

四、选用穴位及定位图解

（一）穴位选用

本病属于腹部内脏神经功能性失调的病变，以局部性取穴为主。按系统疾病分区选用腧穴的部位：腹部、腰部和下肢的穴位。该区域的穴位分类如下。

（1）全身性穴位：足三里、三阴交、阴陵泉、合谷、太溪等。

（2）局部性穴位：关元、中极、气海、水道、归来、子宫、肾俞、气海俞、大肠俞、关元俞、八髎等。

（3）每次取局部3~4个主穴，远端1~2个配穴，予强刺激，得气后留针，要求有较强针感。

（二）穴位定位

腹部穴位一（图5.1.1）、腰部穴位一（图5.1.2）、骶部穴位（图5.1.3）、下肢穴位一（图5.1.4）。

五、操作手法图解

根据临床症状、体征及病机分析，本病表现为腹部、腰骶部疼痛，这与下腹部内脏神经功能表现过度兴奋有关，故治疗方法为抑制法。以抑制法Ⅱ型手法重而较强烈的刺激，抑制神经过度兴奋的信号，通过神经系统自身的调控作用使局部功能得到恢复。

（一）具体操作

（1）全身性穴位均用抑制法Ⅱ型手法。以缓慢捻进法进针，使针感逐渐增强，并不断向远端扩散，产生较重而舒适的酸麻胀或触电样针感。留针15~20分钟，其间行针1~2次。

针足三里穴（图5.15.1），局部有麻胀感，并产生线条牵扯样针感传递到外踝甚至大小趾及足背；有的向大腿外侧扩散；部分针感可上行至股部和腹部。

针三阴交穴（图5.15.2），局部有酸胀、触电样针感，向足底扩散或扩散至膝关节和股内侧。

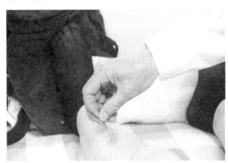
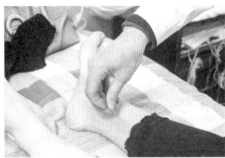

图5.15.1　针足三里穴　　　　　　　　　图5.15.2　针三阴交穴

针地机穴（图 5.15.3），局部有酸、麻、胀感，可扩散至小腿部。

针太溪穴（图 5.15.4），局部有酸胀、触电样感，向足底扩散或扩散至膝关节和股内侧。

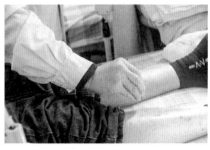 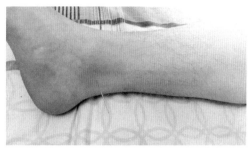

图5.15.3　针地机穴　　　　　　　　　图5.15.4　针太溪穴

（2）局部性穴位用抑制法 II 型手法。以缓慢捻进法进针，进针后不间断捻针，运针 1 分钟左右，要求产生针感传导。留针 15~20 分钟，可予温和灸法、TDP 照射。留针过程中亦可配合电针刺激。

针归来穴（图 5.15.5），局部有酸麻、痛感，加强针感，针感可向下腹部扩散。

针次髎穴（图 5.15.6），局部有酸胀感，可向骶尾部扩散。

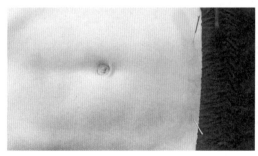 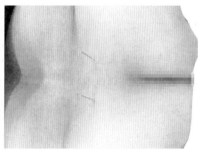

图5.15.5　针归来穴　　　　　　　　　图5.15.6　针次髎穴

（二）疗程

在月经期前 3 天，行针灸治疗。每日 1 次，直到月经来潮，痛经消失为止。连续针灸 3 个月经周期。本病以针灸治疗效果较好，一般经过 3~5 次的治疗，病症就可有明显改善。

六、注意事项

（1）注意保暖，杜绝经期着凉。

（2）避免饮食生冷、辛辣及刺激性食物，如雪糕等。

（3）可多食用温性食物，如红糖姜水、红枣等。

第十六节　失眠症

一、疾病概述

失眠症是一种持续的睡眠质和（或）量令人不满意的生理障碍，对失眠有忧虑或恐惧心理是形成本症的致病心理因素。2012 年，中华医学会神经病学分会睡眠障碍学组根据现有的循证医学证据，制定了《中国成人失眠诊断与治疗指南》，其中对失眠的定义是指患者对睡眠时间和（或）质量不满足并影响日间社会功能的一种主观体验。失眠是最为常见的一种睡眠障碍，其患病率为 10%~48%，随年龄增长呈上升趋势。随着现代生活节奏的加快，人们的精神压力越来越大，患失眠症的人群数量也在不断增加，对治疗失眠药物的要求也越来越高。虽然新的安眠药物作用得到了增强，但长期服用后患者对药物的依赖性和耐药性、反跳和宿醉现象甚至成瘾性等问题仍未能解决。由于不少患者长期服药还可能出现头晕、乏力、精神萎靡、思维迟钝等不良反应，因此近年来中医治疗失眠逐渐成为大家迫切寻觅的一种途径。

二、主要症状和体征

（一）临床表现

1. 睡眠障碍

入睡困难、睡眠质量下降和睡眠时间减少。

2. 日间认知功能障碍

记忆功能下降、注意功能下降、计划功能下降从而导致白天困倦，工作能力下降，在停止工作时容易出现日间嗜睡的现象。

3. 大脑边缘系统及其周围的自主神经功能紊乱

心血管系统表现为胸闷、心悸、血压不稳定、周围血管收缩扩展障碍，消化系统表现为便秘或腹泻、胃部闷胀；运动系统表现为颈肩部肌肉紧张、头痛和腰痛。情绪控制能力降低，容易生气或不开心。男性容易出现阳痿，女性则易出现性功能弱等表现。

4. 其他系统症状

容易出现短期内体重下降、免疫功能降低和内分泌功能紊乱。

（二）辅查

了解睡眠障碍最重要的方法是应用脑电图多导联描记装置进行全夜睡眠过程的监测。因为睡眠不安和白天嗜睡的主诉有各种不同的原因，所以脑电图多导联描记对于准确诊断是必不可少的。在询问病史和重点神经系统查体基础上，为鉴别器质性病变导致的失眠，必要的、有选择性地辅助检查项目如下。

（1）CT 及 MRI 等检查。

（2）血常规、血电解质、血糖、肝肾功能。

（3）心电图、腹部 B 超、胸透。

三、中西医对该病的病机认识

（一）中医病因病机

失眠属中医学"不寐""不得眠""目不瞑"等范畴，表现为入睡困难、易惊醒、多梦、醒后疲乏、白天嗜睡等。传统中医认为，失眠主要由阳不交阴、阴阳失衡所致。《灵枢·口问》云"卫气昼日行于阳，夜半则行于阴，阴者主夜，夜者卧""阳气尽，阴气盛，则目瞑；阴气尽而阳气盛，则寤矣"。《灵枢·大惑论》又言："卫气不得入于阴，常留于阳。留于阳则阳气满，阳气满则阳跷盛，不得入于阴则阴气虚，故目不瞑矣。"其中涉及多个脏腑，与心、脾、肝、肾等密切相关。《难经》云"人之安卧，神归心，魄归肺，魂归肝，意归脾，志归肾，五脏各安其位而寝"，认为：心藏神，神不安则不寐；肝藏血，血舍魂，血虚肝旺可使魂不能藏，从而引发不寐；脾藏意，主健运，脾失健运则气血化源不足，不能养心安神而致不寐；肾藏精，肾水不能上济心阳，心火不能下温肾阴，心肾不交亦能导致不寐。此外，痰也是失眠的重要病机。《温病条辨》云："不寐之因甚多，有阴虚不受阳纳者，有阳亢不入阴者……有痰饮扰心者。"痰热上扰，煽动心火，则心神妄动，致烦扰不眠，不得安睡；痰热内扰肝血，则魂无所依，魂不守舍，可见卧寐不安、多梦等症。

一般而言，肝气郁结、心火亢盛、痰火内扰，或胃气不和致脏腑气机升降失调，阴阳不循其道，阳气不得入于阴，心神不安所致者多为实证失眠；若因年老体衰，气血不足，或病后气血亏损，阴阳失调，或思虑过度，劳伤心脾，致心失所养，神无所主，或心虚胆怯虚火上扰所致者，多为虚证失眠。在一定条件下，虚实可以相互转化、相互影响，形成心肾不交、阴虚火旺等虚中夹实、实中带虚的虚实夹杂证失眠。

（二）西医病因病机

本症是因精神紧张、焦虑恐惧、担心失眠所造成的所谓原发性失眠症。可继发于躯体因素、环境因素、神经精神疾病等。

四、选用穴位及定位图解

（一）穴位选用

本病属于脑部皮层神经及自主神经功能性失调的病变，以局部性取穴结合全身性取穴为主。按系统疾病分区选用腧穴的部位：头部、颈部、腹部、腰背部和四肢的穴位。该区域的穴位分类如下。

（1）全身性穴位：膏肓俞、肺俞、心俞、肝俞、胆俞、胃俞、肾俞、大肠俞、足三里、三阴交、神门、中脘、中极、关元、曲池、外关、合谷、阳溪、列缺、大陵、悬钟、行间、内庭、太冲、太溪、涌泉等。

（2）局部性穴位：印堂、神庭、百会、四神聪、人中、承泣、头维、太阳、风池、天柱、新设、大杼、完骨、安眠等。

（3）每次取局部 3~4 个主穴，远端 1~2 个配穴，予强刺激，得气后留针，要求有较强针感。

（二）穴位定位

头面部穴位（图5.2.1）、颈部穴位及肩背穴位一（图5.2.2、图5.2.3）、腹部穴位一（图5.1.1）、腰骶部穴位（图5.1.2、图5.1.3）、上肢腕部穴位（图5.16.1、图5.16.2）和下肢穴位二（图5.2.6）。

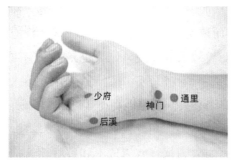

图5.16.1　上肢腕部穴位一

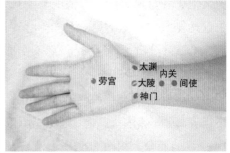

图5.16.2　上肢腕部穴位二

五、操作手法图解

根据临床症状、体征及病机分析，本病与脑部皮层神经及自主神经功能性失调而过度兴奋有关，故治疗方法为抑制法。以抑制法Ⅰ型或Ⅱ型手法重而较强烈的刺激，抑制神经过度兴奋的信号，通过神经系统自身的调控作用使局部功能得到恢复。

（一）具体操作

（1）全身性穴位均用抑制法Ⅰ型或Ⅱ型手法。以缓慢捻进法进针，使针感逐渐增强，并不断向远端放散，产生较重而舒适的酸麻胀或触电样感觉。留针15~20分钟，其间行针1~2次。腹部和腰背部的穴位，可配以温和灸法、TDP（特定电磁波谱）照射，每次每部位15~20分钟。

针足三里穴（图5.16.3），局部有麻胀感，或产生线条牵扯样针感，并传递到外踝甚至大小趾及足背。

针太溪穴（图5.16.4），局部有酸胀、触电样针感，并向足底放散或扩散至膝关节和股内侧。

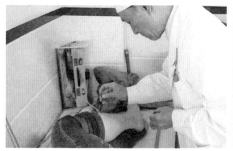 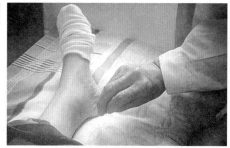

图5.16.3 针足三里穴　　　　　　图5.16.4 针太溪穴

针阳陵泉穴（图5.16.5），局部有麻胀感，有时有线条波动样针感向小腿直至足跟、足底扩散。

针太冲穴（图5.16.6），局部有酸、麻、胀感，并扩散至足背。

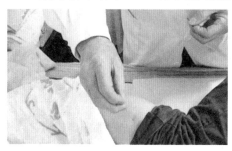 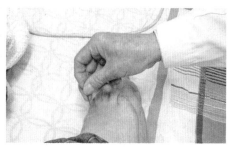

图5.16.5 针阳陵泉穴　　　　　　图5.16.6 针太冲穴

（2）局部性穴位用抑制法Ⅰ型或Ⅱ型手法。以缓慢捻进法进针，进针后不间断捻针。运针1分钟左右，要求产生针感传导。留针15~20分钟，其间行针1~2次。

针印堂穴（图5.16.7），局部有胀、压重感，向头顶部放射。

针风池穴（图5.16.8），有酸、麻、胀感向头顶、头颞侧放射，有时可扩散至前额或眼区。

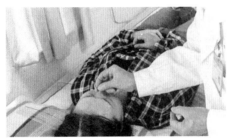

图5.16.7 针印堂穴

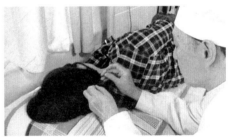

图5.16.8 针风池穴

（二）疗程

每日 1 次，10 次为 1 个疗程。本病以针灸治疗效果较好。但因患者体质及病程的差异，需要的疗程也不一样。发病即及时就医针灸的，一般经过 1~2 个疗程的治疗病症就可得到明显改善。

六、注意事项

（1）睡前数小时（一般下午 4 点以后）避免食用兴奋性物质（咖啡、浓茶或吸烟等），睡前不要饮酒，因为酒精可干扰睡眠。

（2）进行有规律的体育锻炼，但睡前应避免剧烈运动。

（3）睡前不要大吃大喝或进食不易消化的食物。

（4）睡前至少 1 小时内不做易引起兴奋的脑力劳动或观看易引起兴奋的书籍和影视节目，卧室环境应安静、舒适，光线及温度适宜。

（5）保持规律的作息时间，睡前若有条件可泡脚或洗澡。

第十七节　胆石症

一、疾病概述

胆石症又称"胆结石"，是指在胆道系统包括胆囊或胆管内形成结石的疾病。按发病部位分为胆囊结石和胆管结石。结石在胆囊内形成后，会刺激胆囊黏膜，不仅可引起胆囊的慢性炎症，而且当结石嵌顿在胆囊颈部或胆囊管后，还可引起继发感染，导致胆囊的急性炎症。结石对胆囊黏膜的慢性刺激，还可能导致胆囊癌的发生，有报告称此种胆囊癌的发生率可达

1%~2%。

二、主要症状和体征

（一）临床表现

1.胆囊结石

其症状取决于结石的大小和形成部位，以及有无阻塞和炎症等。部分胆囊结石患者终身无症状，即所谓隐性结石。较大的胆囊结石可引起患者中上腹或右上腹闷胀不适、嗳气和厌食油腻食物等消化不良症状。较小的结石常于饱餐、进食油腻食物后，或夜间平卧后阻塞胆囊管而引起胆绞痛和急性胆囊炎。由于胆囊的收缩，因此较小的结石有可能通过胆囊管进入胆总管而发生梗阻性黄疸，然后部分结石又可由胆道排入十二指肠，部分结石则停留在胆管内成为继发性胆管结石。结石亦可长期梗阻胆囊管而不发生感染，仅形成胆囊积水，此时便可触及无明显压痛的肿大胆囊。胆囊结石在无感染时，一般无特殊体征或仅有右上腹轻度压痛。但当发生急性感染时，可出现中上腹及右上腹压痛、肌紧张，有时还可扪及肿大而压痛明显的胆囊。

2.肝胆管结石

肝胆管结石是指在肝内胆管系统产生结石，又称"肝内胆管结石"。常与肝外胆管结石并存，但也有单纯的肝内胆管结石，又称真性肝内结石症。近年来，肝内胆管结石的病例越来越多，结石的分类多属胆红素结石。肝胆管结石通常有黄绿色块状或泥沙样结石的成分，这些多为胆红素钙。由于结石中心常可找到蛔虫卵，因此有人认为肝胆管结石系由胆道蛔虫、细菌感染造成胆管阻塞所致。

肝胆管结石以左叶肝管居多，肝左外叶上、下段肝胆管汇合处的胆管略为膨大，结石多停留在该处；右侧肝胆管结石多见于右后叶胆管内。其临床特点如下。

（1）患者年龄较胆囊结石患者轻，部分患者与肝内胆管先天的异常有关。患者常自幼年即有腹痛、发冷、发热、黄疸反复发作的病史。

（2）肝功能受损害，而胆囊功能可能正常。反复发作期可出现肝功能多种异常，间歇期碱性磷酸酶上升。久病不愈可致肝叶分段发生萎缩和肝纤维化。

（3）腹痛、黄疸、发热是主症，但很少发生典型剧烈的绞痛。

（4）并发症多且较严重。较常见的有化脓性肝内胆管炎、肝脓肿、胆道出血等。

（5）胆造影可显示肝内胆管扩张而无肝外胆管扩张，肝管内有小透亮。

（二）辅查

1. 实验室检查

一般的胆绞痛无血液学和化学方面的改变。急性胆囊炎常见白细胞增多和核左移。间歇性的胰管梗阻造成血清淀粉酶含量的增高。胆囊的炎症和水肿可压迫胆总管而造成氨基转移酶和碱性磷酸酶含量的增高。发生总肝管和胆总管炎症时常伴有胆红素含量的增高。

2. 影像学检查

（1）腹部平片。价值不大，只有13%~17%的胆石症含有足够的钙，使射线无法透过。

（2）超声检查。特异性和敏感性均很高。超声检查下结石表现为高振幅回声及声后阴影。超声检查未能发现结石并不能排除有胆石症的诊断。

（3）内镜超声。内镜超声诊断胆总管结石病的敏感性和特异性很高。因其不依赖结石的大小和胆管的直径，所以对无扩张的胆总管内的小结石的诊断尤其有价值。

（4）CT检查。和超声检查相比，CT对胆石症的诊断并不具优势。CT可显示胆管的扩张、结石和肿块。另外，若高度怀疑肿瘤造成的胆总管梗阻，可行CT检查。

（5）胆管造影。若需要更精确显示胆道系统，则应行内镜逆行胆胰管造影（ERCP）或经皮肝穿刺胆管造影（PTC）。ERCP更适用于显示较低部位，而PTC则适用于显示较高部位或近端梗阻。

（6）磁共振胆管造影（MRCP）。MRCP诊断胆管内疾病、胆管扩张和胆道狭窄的特异性和敏感性均大于95%，这是诊断肝内胆管结石较有价值的方法。MRCP为非侵入性检查，可以避免ERCP和PTC所带来的风险。

三、中西医对该病的病机认识

（一）中医病因病机

中医学认为，胆石症属于"胁痛""黄疸"的范畴。胆石症的病因病机如下。①气滞：忧思恼怒，情志不舒，湿浊阻滞，胆气不舒则见右上腹胀满，痛引肩背，上腹绞痛，或伴胃脘部痞满，厌食油腻，胆腑为气机升降之枢机，枢机不利，升降失常，开合不畅而诸症百出。②痰湿：过食甘肥，胆为中清之府，湿浊阻滞，清净之液受邪所扰则湿秽痰浊而病出。③湿热或热毒：急性期肝胆疾病多为湿热，胆腑湿热是胆腑的功能异常，多由胆腑感受湿热外邪；或肝气郁滞，疏泄失常，胆汁郁结，欠而生热；或过食肥甘，内生湿热；或脾胃升降障碍，湿热犯逆于胆造成湿热蕴结胆腑或胆经经络；或肝之湿热下移于胆而病出。④瘀血：情志不舒，忧思恼怒，湿浊阻滞，导致血行不畅而致病出。⑤阴虚：少阳常多气少血，或湿、热伤阴，或过食辛辣而病出。⑥阳虚：胆腑属阳，又为甲木，禀少阳之气，藏清净之液；或湿邪损伤阳气，或过食生冷损伤阳气，或气滞而致阳气不运而致病出。

（二）西医病因病机

西医认为，造成胆石症的主要原因如下。

1. 喜静少动

有些人运动少、从事体力劳动少，久而久之其胆囊肌的收缩力必然下降，胆汁排空延迟，均容易造成胆汁淤积、胆固醇结晶析出，为形成胆石症创造了条件。

2. 体质肥胖

平时爱吃高脂肪、高糖类、高胆固醇的饮品或零食，肥胖是患胆石症的重要基础。

3. 不吃早餐

许多人不吃早餐，而长期不吃早餐会使胆汁浓度增加，有利于细菌繁殖，容易促进胆石症的形成。如果坚持吃早餐，可促进部分胆汁流出，降低一夜所贮存胆汁的黏稠度，降低患胆石症的风险。

4. 餐后久坐

当人呈一种蜷曲体位时，腹腔内压增大，胃肠道蠕动受限，不利于对食物的消化吸收和胆汁排泄。饭后久坐影响对胆汁酸的重吸收，导致胆汁中的胆固醇与胆汁酸比例失调，胆固醇易沉积下来。

5. 肝硬化者

这与肝硬化患者身体中对雌激素灭活功能降低有关。体内雌激素灭活功能降低，雌激素水平较高，以及肝硬化病胆囊收缩功能低下、胆囊排空不畅、胆道静脉曲张、血中胆红素升高等因素可致胆石症。

6. 遗传因素

遗传因子在致病危险性方面显然起着重要作用。此症在胆石症患者的近亲中经常发生。

其主要病机是胆囊内的小结石可嵌顿于胆囊颈部，引起临床症状，尤其在进油腻食物后胆囊收缩，或睡眠时体位改变，使症状加剧。当胆石嵌于胆囊颈部时易造成急性梗阻，导致胆囊内压增高，胆汁不能通过胆囊颈、胆囊管排出而引起临床症状。

四、选用穴位及定位图解

（一）穴位选用

本病属于腹部内脏神经及自主神经功能性失调的病变，以局部性取穴结合全身性取穴为主。按系统疾病分区选用腧穴的部位：腹部、腰背部和四肢的穴位。该区域的穴位分类如下。

（1）全身性穴位：足三里、阳陵泉、阴陵泉、胆囊穴、三阴交、地机、曲池、手三里、新义、外关、支沟、蠡沟、行间、内庭、太冲、太溪等。

（2）局部性穴位：肝俞、胆俞、脾俞、胃俞、三焦俞、肾俞、中脘、上脘、下脘、建里、天枢、神阙、气海、关元、魂门、肓门、期门、章门等。

（3）局部按脊神经节段的分布规律取穴。每次取2~3个穴，远端取1~2个配穴，予强刺激，得气后留针，要求有较强针感。

（二）穴位定位

腹部穴位二（图5.17.1）、背部穴位（图5.17.2）、腰部穴位及上下肢穴位（图5.2.4至图5.2.6）。

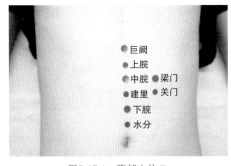

图5.17.1　腹部穴位二

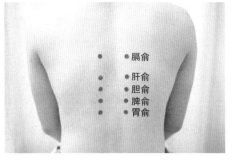

图5.17.2　背部穴位

五、操作手法图解

根据临床症状、体征及病机分析，本病表现与腹部内脏神经及自主神经功能性失调而过度兴奋有关，故治疗方法为抑制法。以抑制法Ⅰ型或Ⅱ型手法重而较强烈的刺激，抑制神经的过度兴奋的信号，通过神经系统自身的调控作用使局部的疼痛症状得到解除。

（一）具体操作

（1）局部性穴位用抑制法Ⅰ型或Ⅱ型手法。以缓慢捻进法进针，进针后不间断捻针，运针1分钟左右，要求产生针感传导。留针15~20分钟，其间行针1~2次。腹部和腰背部的穴位，可配以温和灸法、TDP照射，每次每部位15~20分钟。

针魂门穴（图5.17.3），局部有麻胀、触电样针感，并向上下或沿肋弓方向扩散。

针肓门穴（图5.17.4），局部有麻胀、触电样针感，并向上下或沿肋弓方向扩散。

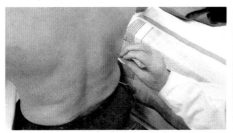 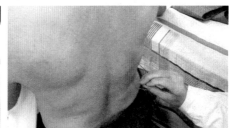

图5.17.3　针魂门穴　　　　　　　　图5.17.4　针肓门穴

针三焦俞穴（图5.17.5），局部有酸胀感，并向腰部及腹部放射。

针中脘穴（图5.17.6），局部有酸胀、沉重感，可扩散至胃部，并有收缩感。

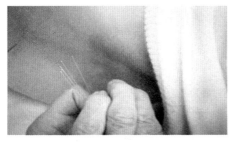 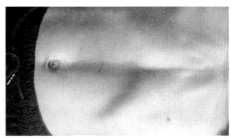

图5.17.5　针三焦俞穴　　　　　　　图5.17.6　针中脘穴

（2）全身性穴位均用抑制法Ⅰ型或Ⅱ型手法。以缓慢捻进法进针，使针感逐渐增强，并不断向远端放散，产生较重而舒适的酸、麻、胀或触电样针感。留针15~20分钟，其间行针1~2次。

针胆囊穴（图 5.17.7），局部酸、麻、胀感，并沿小腿外侧扩散。

针地机穴（图 5.17.8），局部有酸、麻、胀感，可扩散至小腿部。

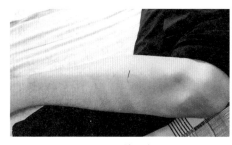 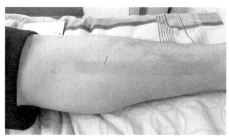

图5.17.7　针胆囊穴　　　　　　　　　　　图5.17.8　针地机穴

针足三里穴（图 5.17.9），局部有麻胀感，并产生线条牵扯样感传递至外踝甚至大小趾，有的扩散至足背，有的向大腿外侧发散。部分针感可沿足阳明胃经逐渐循股上行至股部和腹部。

针蠡沟穴（图 5.17.10），局部有酸胀、麻电感，并向足底放射或扩散至膝关节和股内侧。

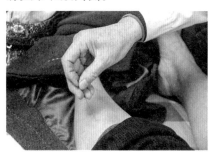 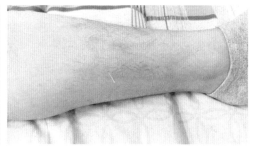

图5.17.9　针足三里穴　　　　　　　　　　图5.17.10　针蠡沟穴

（二）疗程

一般在疼痛发作时即进行针灸治疗，每日 1~2 次。本病以针灸治疗效果较好。一般经过 3~5 次的针灸治疗后疼痛症状就可有明显改善，并得到较好的控制，可减少疼痛的发作频率。

六、注意事项

饮食要遵循"清淡、高维生素、低脂肪"的原则，三餐定时定量，加强健身运动，控制体重，培养良好健康的生活方式。

（1）忌食辛辣刺激的调味品，如辣椒、胡椒等。

（2）忌食胆固醇较高的食物，如动物的心、肝、脑、肠及蛋黄、松花蛋、鱼子及巧克力等。

（3）忌食高脂肪食物，如肥肉、猪油、油炸食品等，油多的糕点也不宜多吃，因为过多的脂肪易引起胆囊收缩，导致疼痛。

（4）忌大吃大喝，因为暴饮暴食会促使胆汁大量分泌，而胆囊强烈的收缩又会引起胆囊发炎、局部绞痛等。

（5）忌烟、酒、咖啡等，这些带有刺激性的食品会使胃酸分泌过多，胆囊剧烈收缩而导致胆道口括约肌痉挛、胆汁排出困难，易诱发胆绞痛。

第十八节　习惯性便秘

一、疾病概述

习惯性便秘是指长期的、慢性功能性便秘，多发于老年人。但也有学者认为习惯性便秘不仅限于功能性便秘，还包括结肠性便秘与直肠性便秘。因此，患有习惯性便秘的人应及早去医院查明便秘的原因以对症治疗。习惯性便秘主要是生活、饮食和排便习惯的改变及心理因素等原因所导致的，如果不纠正这些起因，治疗效果往往较差。药物治疗只是临时之举，长期依赖泻药只会日益加重便秘程度，生活调摄才是根本治疗之道。

二、主要症状和体征

习惯性便秘的主要症状：每周排便少于 3 次，或排便经常感到困难。便秘的人，不仅会因为大便滞留而使身体对毒素吸收过多，也因大便排出缓慢而比正常人吸收过多的胆固醇。因此，长期便秘的人，面色多黯淡、臃肿，呈现出一种异常的病态面容。习惯性便秘常因原发性肠蠕动功能异常、大便蠕动输送延缓所致，归根到底也可说是肠道的菌群失衡所引起。

三、中西医对该病的病机认识

（一）中医病因病机

便秘的病因是多方面的，其中主要有外感寒热之邪、内伤饮食情志、病后体虚、阴阳气血不足等。本病病位在大肠，并与脾、胃、肺、肝、肾密切相关。脾虚传送无力，糟粕内停，致大肠传导功能失常，而成便秘；胃与肠相连，胃热炽盛，下传大肠，燔灼津液，大肠热盛，燥屎内结，而成便秘；

肺与大肠相表里，肺之燥热下移大肠，则大肠传导功能失常，而成便秘；肝主疏泄气机，若肝气郁滞，则气滞不行，腑气不能畅通，而成便秘；肾主五液而司二便，若肾阴不足，则肠道失润；若肾阳不足，则大肠失于温煦而传送无力，大便不通，均可导致便秘。

（二）西医病因病机

（1）心理因素。情绪紧张，忧愁焦虑，注意力高度集中于某一工作，或精神上受到惊恐等强烈刺激，导致皮层和自主神经紊乱，引起便意消失。专家介绍，肛裂、肛门直肠周围脓肿、痔疮等患者因恐大便疼痛、出血、脱出，常控制排便，延长排便间隔时间，还有抑郁性精神病和癔症、结肠过敏等，均可引起习惯性便秘。这些心理因素，是形成便秘的主要原因。

（2）胃肠道运动缓慢。缺乏 B 族维生素、甲状腺功能减退、内分泌失调、营养缺乏等，均可影响整个胃肠蠕动，使食物通过缓慢，形成便秘。

（3）肠道运动亢进。当促进肠蠕动亢进的副交感神经异常兴奋时，可导致肠道运动异常，出现痉挛性收缩，引起便秘或腹泻交替进行，最后排出被痉挛的结肠切割成如羊粪一样的硬便。

（4）肠道受到的刺激不足。饮食过少或食物中纤维素和水分不足，肠道受到的刺激量不足，不能引起结肠、直肠的反射性蠕动，结果食物残渣在肠内停留过久，水分被充分吸收，导致大便干燥，排出困难。西方的饮食多含有高营养物质，但缺乏纤维素，一次食用量极少，故容易因肠道受到的刺激不足而发生便秘。

（5）排便动力缺乏。手术损伤肛门部肌肉，年老体弱，久病或产后，致使膈肌、腹肌、肛提肌收缩力减弱，排便动力缺乏，粪便不易排出，于是发生便秘。

（6）肠壁的应激性减弱。腹泻之后，肠壁内神经感受细胞为对抗腹泻，保持正常生理，常可应激性降低排粪活动引起便秘。或长期使用刺激性泻药减弱肠壁的应激性，导致便秘加重。

四、选用穴位及定位图解

（一）穴位选用

本病属于腹部内脏神经及自主神经功能性失调引起的病变，以局部性取穴结合全身性取穴为主。按系统疾病分区选用腧穴的部位：腹部、腰背部和四肢的穴位。该区域的穴位分类如下。

（1）全身性穴位：足三里、阳陵泉、阴陵泉、丰隆、三阴交、地机、曲池、手三里、新义、外关、支沟、合谷、行间、内庭、太冲等。

（2）局部性穴位：肝俞、脾俞、胃俞、肾俞、大肠俞、三焦俞、中脘、下脘、神阙、气海、关元、天枢、水沟等。

（3）局部按脊神经节段分布规律取穴，每次取2~3个穴，远端1~2个配穴，予强刺激，得气后留针，要求有较强针感。

（二）穴位定位

腹部穴位三（图5.18.1）、腰部穴位二（图5.2.4）、上下肢穴位（图5.2.5、图5.2.6）。

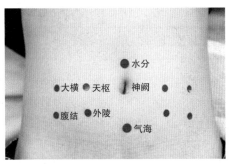

图5.18.1　腹部穴位三

五、操作手法图解

根据临床症状、体征及病机分析，本病与腹部内脏神经及自主神经失调而表现为肠道功能下降有关，故治疗方法局部以兴奋法为主。用兴奋法Ⅱ型手法以活跃肠道，四肢穴位用抑制法Ⅱ型手法重而较强烈的刺激，通过中枢神经系统自身的调控作用使局部神经处于兴奋－抑制的良性平衡之中，从而逐步减轻便秘的症状。

（一）具体操作

（1）局部性穴位用兴奋法Ⅱ型手法。以快速刺入法或刺入捻进法进针，进针后不间断捻针，运针10~15秒，要求产生针感传导。留针5~10分钟，其间行针1~2次。腹部和腰背部的穴位，可配以雀啄灸法，每次每穴30下。

针天枢穴（图5.18.2），局部有酸胀感，加强针感，可扩散至腹部。

针水道穴（图5.18.3），局部有酸、麻、胀感，加强针感，可向下腹部扩散。

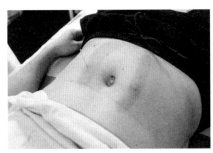

图5.18.2　针天枢穴

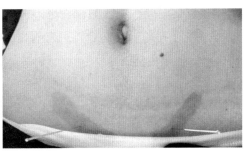

图5.18.3　针水道穴

针大肠俞穴（图 5.18.4），局部有酸胀感，并向骶尾部扩散。

（2）全身性穴位均用抑制法 II 型手法。以缓慢捻进法进针，使针感逐渐增强，并不断向远端扩散，产生较重而舒适的酸麻胀或触电样感觉。留针 15~20 分钟，其间行针 1~2 次。

针支沟穴（图 5.18.5），局部有酸、麻、胀感，加强针感，可扩散至手背部。

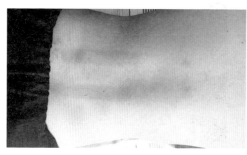 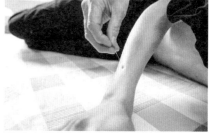

图5.18.4　针大肠俞穴　　　　　图5.18.5　针支沟穴

针上巨虚穴（图 5.18.6），局部有麻胀感，可沿小腿前外侧扩散至足背部。

针内庭穴（图 5.18.7），局部有酸、麻、胀感，并扩散至足背和足趾。

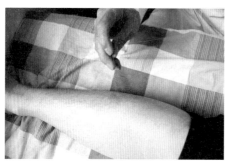 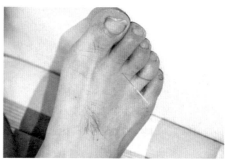

图5.18.6　针上巨虚穴　　　　　图5.18.7　针内庭穴

（二）疗程

每日 1 次，10 次为 1 个疗程。本病以针灸治疗效果较好，但因患者体质及病程的差异，需要的疗程也不一样。发病即及时就医针灸的，一般经过 1~2 个疗程的治疗病症就可有明显改善。临床上配合行气润肠通便的中药口服，效果更佳。

六、注意事项

（1）多吃膳食纤维。膳食中增加纤维素含量，如多吃粗粮、杂粮、蔬菜、水果等食物。老年人牙齿脱落，不便咀嚼多纤维食物，可加服药物化学纤维。

（2）适当增加活动。根据身体状况，适当进行体育锻炼，如步行、室内或室外慢跑等。最好每天坚持半小时以上，可分次进行。

（3）每天定时排便。便秘者，要定时起居，无论有无便意，都应养成每天早餐后定时排便的习惯。时间可安排在餐后半小时或1小时，也可放在清晨或睡前，按各自习惯而定。如厕时，可将双手压在腹部，做屏气动作，增加腹部压力，以促使大便排出。另外，最好晨起喝杯温开水或淡盐水以促进肠道蠕动，利于排便。

（4）慎用通便药物。酚酞、大黄、番泻叶等刺激性通便药物，应尽量少用，以不用为好。

第十九节　脊髓空洞症

一、疾病概述

脊髓空洞症是脊髓的一种慢性、进行性病变。病因目前尚未完全明了，其病变特点是在脊髓（主要是灰质）内形成管状空腔和出现胶质（非神经细胞）增生。该病常好发于颈部脊髓。当病变发病累及延髓时，则称为"延髓空洞症"。

二、主要症状和体征

患者发病年龄为31~50岁，儿童和老年人少见，男性多于女性，曾有家族史报告。发病进展缓慢，持续多年。症状与病变节段和所在神经轴内位置有关。颈下段、上胸段病变多见。

（一）感觉症状

痛温觉因脊髓丘脑纤维中断而丧失。后柱早期不受累，轻触觉、震颤觉和位置觉相对保留，属本病特征，称"节段性分离性感觉障碍"。有深部痛累及肩臂。累及后索时，则出现相应深感觉障碍。

（二）运动症状

病变扩展到前角细胞引起运动神经元破坏，相应肌肉瘫痪、萎缩，肌张力减低，肌纤维震颤和反射消失。手臂内在肌受累一般最早，上行到前臂、上臂及肩带。手部肌肉受累严重时可出现爪形手畸形。病变累及侧索，下肢可有对称或非对称性痉挛性轻瘫，反射亢进，跖反向伸性。晚期可出现 Horner 征，多为伤及中央外侧细胞柱内交感神经元所致。

（三）营养障碍

由于关节软骨和骨的营养障碍及深浅感觉障碍产生的反馈机制失调，因此 Charcot 关节（又称"神经病性关节病"）表现为关节肿胀、积液、超限活动、活动弹响时无痛感。X 射线检查显示关节骨端骨软骨破坏、破碎，有半脱位。皮肤有多汗或无汗，颜色改变，角化过度，指甲粗糙、变脆。有时出现无痛性溃疡。常有胸脊柱侧弯或后突。膀胱及直肠括约肌功能障碍多见于晚期。病变波及延髓引起吞咽困难，舌肌萎缩、瘫痪，眼球震颤，此型易危及生命。CSF（脑脊液常规检验）结果多为正常，Queckenstedt 试验（压颈试验）少有梗阻。

三、中西医对该病的病机认识

（一）中医病因病机

中医学无"脊髓空洞症"的病名，但多数医家认为该病多由肝、脾、肾三脏亏虚、气血不足、髓海不充、肌肉筋脉失养所致，兼有血瘀痰阻的临床表现。

（二）西医病因病机

脊髓空洞症的确切病因目前尚未明了。该病可分为先天发育异常性和继发性两类，后者罕见。

1. 先天性脊髓神经管闭锁不全

先天性脊髓神经管锁闭不严常伴有脊柱裂、颈肋、脊柱侧弯、环枕部畸形等其他先天性异常。

2. 脊髓血液循环异常

脊髓血液循环异常可引起脊髓缺血、坏死、软化，从而形成空洞。

3. 机械因素

因先天性因素致第四脑室出口梗阻，脑脊液从第四脑室流向蛛网膜下腔受阻，脑脊液搏动波向下冲击脊髓中央管，致使中央管扩大，并冲破中央管壁形成空洞。

4. 其他

如脊髓肿瘤囊性变、损伤性脊髓病、放射性脊髓病、脊髓梗死软化脊髓内出血、坏死性脊髓炎等。

四、选用穴位及定位图解

（一）穴位选用

本病属于脊髓神经元受损引起功能性失调发生的病变，以局部性取穴为主。一般在临近病变节段平面上下选穴，并结合全身性取穴，选用神经干附近的穴位。按系统疾病分区选用腧穴的部位：头部、颈后部、腰背部和四肢的穴位。该区域的穴位分类如下。

（1）全身性穴位：足三里、阳陵泉、丰隆、上巨虚、照海、太冲、外关、支沟、新义、曲池、环跳、关元、神阙、合谷、委中、悬钟、三阴交、太溪等。

（2）局部性穴位：新设、天柱、大杼、风门、肺俞、厥阴俞、心俞、膏肓、风池、肩中俞、附分、曲垣、天宗、肝俞、脾俞、肾俞、气海俞、大肠俞等。

（3）每次取局部 1~2 个主穴，远端 1~2 个配穴，予强刺激，得气后留针，要求有较强针感。

（二）穴位定位

头面部穴位（图 5.2.1）、颈部穴位（图 5.2.2）、腹部穴位二（图 5.17.1）、背部穴位（图 5.17.2）和上下肢穴位（图 5.2.5、图 5.2.6）。

五、操作手法图解

根据临床症状、体征及病机分析，本病与脊髓神经元受损引起神经传导的过度兴奋有关，故治疗方法为抑制法。以抑制法 I 型或 II 型手法重而较强烈的刺激，抑制神经过度兴奋的信号，通过神经系统自身的调控作用使脊神经功能得到恢复。

（一）具体操作

（1）全身性穴位均用抑制法 I 型手法。以缓慢捻进法进针，使针感逐渐增强，并不断向远端扩散，产生较重而舒适的酸麻胀或触电样感觉。留针 15~20 分钟，其间行针 1~2 次。

针环跳穴（图 5.19.1），局部有酸、麻、胀、压重感，并有触电样针感沿股后外侧扩散至小腿，直达足趾、足底。

针委中穴（图 5.19.2），局部有酸、麻、胀感，或向小腿外侧扩散，向下传导至足跟。

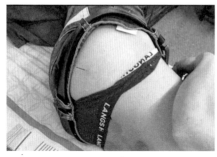
图5.19.1　针环跳穴

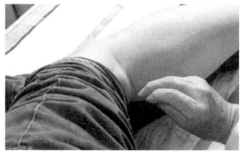
图5.19.2　针委中穴

针三阴交穴（图 5.19.3），局部有酸胀、触电样感，并向足底放散或扩散至膝关节和股内侧。

针太溪穴（图 5.19.4），局部有酸胀、触电样感，并向足底放散或扩散至膝关节和股内侧。

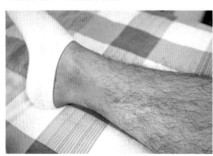
图5.19.3　针三阴交穴

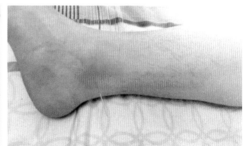
图5.19.4　针太溪穴

（2）局部性穴位用抑制法 I 型手法。以缓慢捻进法进针，进针后不间断捻针，运针 1 分钟左右，要求产生针感传导。留针 15~20 分钟，其间行针 1~2 次。腹部和腰背部的穴位可配以温和灸法、TDP 照射，每次每部位 15~20 分钟。

针厥阴俞穴（图 5.19.5），局部有酸、麻、胀感，并向上下或沿肋弓方向扩散。

针心俞穴（图 5.19.6），局部有酸、麻、胀感，并向上下或沿肋弓方向扩散。

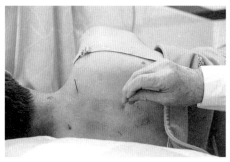

图5.19.5　针厥阴俞穴

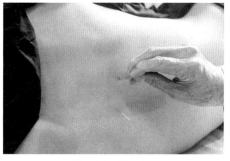

图5.19.6　针心俞穴

（二）疗程

每日 1 次，10 次为 1 个疗程。本病以针灸治疗效果较好，但因患者体质及病程的差异，需要的疗程也不一样。发病即及时就医针灸的，一般经过 1~2 个疗程的治疗病症就可有明显改善。

六、注意事项

（1）加强营养，多食"血肉有情之品"，少食辛辣的饮食。环枕部畸形者应禁烟。

（2）适当运动，增强体质，防止感冒。

（3）避免皮肤受创伤，保护好创伤面，以防感染。

第二十节　心因性精神病

一、疾病概述

心因性精神病是一组由心理社会因素所造成的精神障碍，可分为急性应激反应、精神创伤后应激障碍和适应性障碍。急性应激反应是突然而来且异乎寻常的强烈刺激所导致的一种精神障碍，表现为茫然、麻木、注意范围狭窄，定向力障碍，讲话言辞凌乱；有的还会出现木僵；有的则表现为激越、无目的活动增多，伴有强烈的焦虑和恐惧。精神创伤后应激障碍是对异乎寻常的威胁性、灾难性事件的延迟和（或）持久的反应。患者以各种形式重新体验创伤性事件，有挥之不去的闯入性回忆，有频频出现的关于痛苦经历的梦境再现。适应性障碍是一种为时短暂的较为轻度的烦恼状态及情绪失调，常影响社会功能，但不会出现精神病症状。

二、主要症状和体征

（一）急性应激反应

精神症状多在遭受精神打击若干分钟至若干小时内发病。常表现为强烈的恐惧体验、言语零乱、无条理性、冲动、哭叫、无目的漫游或木僵，并有轻度意识障碍。

（二）延迟性应激障碍

症状出现于6个月内，精神创伤性体验反复重现，如控制不住地回想受打击的经历，反复出现有关创伤内容的噩梦，持续性地警觉性增高，如难入睡或易惊醒，过分地出现惊跳反应，与人疏远、不亲切，焦虑等。

（三）适应障碍

以情绪障碍为主，如烦恼、不安、抑郁、不知所措，还有不愿与人交往、退缩等适应不良的行为，以及失眠、食欲不振等自主神经功能紊乱症状。

三、中西医对该病的病机认识

（一）中医病因病机

本病属于中医学"癫证"的范畴。癫证的表现一般为安静而多悲恐，临床常表现出语无伦次、情绪低落、恐惧、幻觉、幻听等，又称"文痴"。肺之志在悲，其声为哭，悲伤是燥金之气盛；肾之志在恐，其声为呻；脾之志在思，其声为歌。故与癫证相关的脏腑主要是肺、脾、肾，多属于肺肾之气旺。《难经》记载有"重阴者为癫"，肺肾属阴，应该在胃气右降的领导下下降，由于脾肾寒湿甚，湿气阻滞，不能下降，胃气不降，金与水愈虚愈寒，因此才会金旺志悲，水旺志恐，总归脾肾寒湿，金水剧旺。肺气虚弱，不能敛降，肾水寒，不能蛰藏，致使相火虚飘，扰动心神，出现悲恐失正、喜静寡言、惊悸少寐等症状。治疗时，温脾肾之寒兼祛湿，降胃气润肺敛神。《素问·阴阳应象大论》载"喜伤心，恐胜喜""思伤脾，怒胜思""忧伤肺，喜胜忧""怒伤肝，悲胜怒""恐伤肾，思胜恐"等。黄元御在此基础上提出，癫者应"恐化怒，悲化喜"，来达到脏气平均、情志调畅。《四圣心源》提出：若轮枢莫运，升降失职，喜怒不生，悲恐弗作，则土气凝滞，而生忧思。轮转枢纽失职，金旺水寒，火败土湿则悲恐生，喜怒不生。这种方法更适用于爆发性的情绪改变，因此，对悲伤与惊恐的患者，要想方设法使其情绪变为欢喜及生气。

（二）西医病因病机

（1）精神因素。在现实生活中，如遇到急剧或持久性的精神创伤或生活事件，可使某些个体产生一系列精神症状。这些心理因素、社会因素是引起心因性精神障碍的主要原因。

（2）个性特征。人格特点也可说是个体易感素质。我们知道，并非所有受到严重刺激的人都会出现精神症状，这就说明个体的人格特点或易感素质起一定作用。主要表现在个体对刺激的认识、态度及个体对事物的体验和采取的行为方法，个体对精神刺激的耐受性和感受性。这些均与个体的个性特点、易感素质、神经类型甚至价值观、伦理道德观等有着一定的关系。

（3）躯体状况。如果患者健康状况不佳，有慢性疾病或智能低下，这时大脑机能处在状态较弱的情况下，或对精神刺激因素的耐受性和感受性有所下降的情况下，也容易患此病。

四、选用穴位及定位图解

（一）穴位选用

本病属于脑部皮层神经及自主神经功能性失调的病变，以局部性取穴结合全身性取穴为主。按系统疾病分区选用腧穴的部位：头部、颈后部、腹部、腰背部和四肢的穴位。该区域的穴位分类如下。

（1）全身性穴位：内关、大陵、足三里、丰隆、条口、上巨虚、照海、太冲、曲池、环跳、肾俞、大肠俞、关元、神阙、合谷等。

（2）局部性穴位：印堂、攒竹、神庭、四白、百会、四神聪、人中、承泣、头维、太阳、风池、天柱、新设、大杼、完骨、安眠等。

（3）每次取局部1~2个主穴，远端1~2个配穴，予强刺激，得气后留针，要求有较强针感。

（二）穴位定位

头面部穴位（图5.2.1）、颈部穴位（图5.2.2）、腹部穴位二（图5.17.1）、背部穴位（图5.17.2）和上下肢穴位（图5.2.5、图5.2.6）。

五、操作手法图解

根据临床症状、体征及病机分析，本病与脑部皮层神经及自主神经功能性失调而过度兴奋有关，故治疗方法为抑制法。以抑制法Ⅰ型或Ⅱ型手法重而较强烈的刺激抑制神经过度兴奋的信号，通过神经系统自身的调控作用使局部功能得到恢复。

（一）具体操作

（1）全身性穴位均用抑制法 I 型或 II 型手法。以缓慢捻进法进针，使针感逐渐增强，并不断向远端扩散，产生较重而舒适的酸麻胀或触电样感觉。留针 15~20 分钟，其间行针 1~2 次。腹部和腰背部的穴位，可配以温和灸法、TDP 照射，每次 15~20 分钟。

针上巨虚穴（图 5.20.1），局部有酸胀、沉重感，可沿小腿前外侧扩散至足背部。

针条口穴（图 5.20.2），局部有酸胀、沉重感，可扩散至小腿足背。

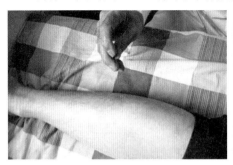

图5.20.1　针上巨虚穴　　　　　　图5.20.2　针条口穴

针照海穴（图 5.20.3），局部有酸胀、触电样感，向足底、踝内放散，可扩散至整个踝部。

针大陵穴（图 5.20.4），局部有酸胀、触电样感，可扩散至整个腕部。

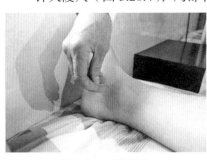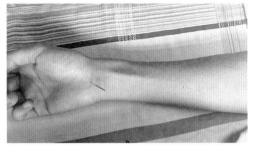

图5.20.3　针照海穴　　　　　　图5.20.4　针大陵穴

（2）局部性穴位用抑制法 I 型或 II 型手法。以缓慢捻进法进针，进针后不间断捻针，运针 1 分钟左右，要求产生针感传导。留针 15~20 分钟，其间行针 1~2 次。

针四白穴（图 5.20.5），局部有胀麻感，加强针感可使针感扩散至面部及眼眶。

针百会穴（图 5.20.6），局部有麻胀感，可向颅内或周边扩散。

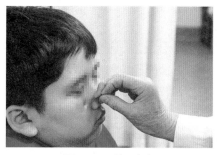

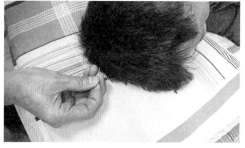

图5.20.5　针四白穴　　　　　　　　图5.20.6　针百会穴

（二）疗程

每日 1 次，10 次为 1 个疗程。本病以针灸治疗效果较好，但因患者体质及病程的差异，需要的疗程也不一样。发病即及时就医针灸的，一般经过 1~2 个疗程的治疗病症就可有明显改善。

六、注意事项

（1）加强个性锻炼。对脾气不可抑制型的患者要训练其抑制过程，增加其忍耐、克制和涵养的能力，使之能屈能伸、消除过多的兴奋性，以强化兴奋和抑制的均衡性。

（2）对弱型者要消除过多的被动防御反应，逐渐使其变得坚强。还可通过个性锻炼，增进其神经过程的灵活性，防止外周环境或社会心理因素的急剧变化，造成其高级神经活动失调。

（3）神经系统的机能状态很重要。当失眠、疲劳时，易促发心因性疾病。因此，注意睡眠、劳逸结合，加强文体活动，保持心情舒畅，增强体质，对防止心因性疾病的发生有一定作用。

（4）对于具有上述性格特征的人或发病处于恢复阶段的患者，与其交往时要尽量避免使用刺激或挑逗性语言和行为。

（5）具有上述性格的人，在生活中要时刻提高自己各方面的适应能力。

第二十一节　过敏性哮喘

一、疾病概述

过敏性哮喘（简称"哮喘"）是以嗜酸性粒细胞（EOS）浸润并伴有气道高反应性、可逆的气道重塑及黏液分泌增多为临床特征的慢性气道炎性疾病。该病以气道反应性升高为特征，临床表现为发作性呼吸困难、喘息、咳嗽、胸闷等。肺部可闻哮鸣音。常呈季节性发作，常见的过敏原有花粉、霉菌孢子、室内灰尘、螨虫及其代谢物、鱼虾等。当呼吸道感染或遇到过敏性物质时，过敏性体质的患者即可发病。近十余年来，美国、英国、澳大利亚、新西兰等国家的哮喘患病率和死亡率均有上升趋势。目前全世界约有 1 亿哮喘患者，哮喘已成为严重威胁公众健康的一种主要慢性疾病。中国哮喘的患病率约为 1%，儿童可达 3%，据测算全国约有 1000万以上的哮喘患者。

二、主要症状和体征

过敏性哮喘发作前有打喷嚏、流涕、咳嗽、胸闷等先兆症状，如不及时处理，可因支气管阻塞加重而出现哮喘，严重者可出现干咳或咯大量白色泡沫样痰，甚至出现发绀等，被迫采取坐位或呈端坐呼吸。但患者一般可自行使用平喘药物等治疗后缓解。某些患者在缓解数小时后又可再次发作，甚至出现哮喘持续的状态。

在临床上还存在非典型表现的哮喘。如咳嗽变异性哮喘，患者在无明显诱因下咳嗽 2 个月以上，在夜间及凌晨常发作，运动、冷空气等诱发加重，气道反应性测定存在有高反应性，经抗生素或镇咳、祛痰药治疗无效，使用支气管解痉剂或皮质激素有效，但须排除引起咳嗽的其他疾病。

三、中西医对该病的病机认识

（一）中医病因病机

外邪袭肺，肺气不宣，导致肺气壅阻。寒凝津液或热蒸津液成痰，痰阻气道，气道不畅、肺气不宣，引发为哮喘。

（二）西医病因病机

由多种细胞特别是肥大细胞、嗜酸性粒细胞和 T 淋巴细胞参与的慢性气道炎症，在易感者中此种炎症可引起反复发作的喘息、气促、胸闷和（或）咳嗽等症状。多在夜间和（或）凌晨发生，气道对多种刺激因子反应性增高。现代医学证实，过敏性鼻炎的上呼吸道过敏性炎症可向下呼吸道逐渐蔓延，并可相继发生过敏性咽炎、过敏性支气管炎和哮喘，从而形成全呼吸道过敏现象。由于过敏性鼻炎－哮喘综合征的上、下呼吸道同为过敏性炎症，仅仅是病变部位有所差异，加上解剖的连续性和病理、生理的相似性，因此哮喘病的下呼吸道过敏性炎症实际上就是过敏性鼻炎上呼吸道炎症的延伸。据此，临床上提出了"过敏性鼻炎－哮喘综合征"的新概念。

四、选用穴位及定位图解

（一）穴位选用

本病属于肺部内脏神经及自主神经功能性失调引起的病变，以局部性取穴结合全身性取穴为主。按系统疾病分区选用腧穴的部位：胸部、颈后部、背部和四肢的穴位。该区域的穴位分类如下。

（1）全身性穴位：天柱、风池、尺泽、列缺、合谷、胃俞、三焦俞、肾俞、大肠俞、足三里、丰隆等。

（2）局部性穴位：云门、气户、天突、膻中、定喘、肩中俞、肩外俞、大杼、风门、肺俞、厥阴俞、心俞、附分、膏肓等。

（3）局部按脊神经节段分布规律取穴，每次取 1~2 个穴，远端 1~2 个配穴，予强刺激，得气后留针，要求有较强针感。

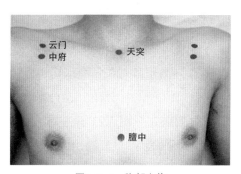

图5.21.1　胸部穴位

（二）穴位定位

胸部穴位（图 5.21.1）、颈部穴位（图 5.2.2）、肩背部穴位一（图 5.2.3）和上下肢穴位（图 5.2.5、图 5.2.6）。

五、操作手法图解

根据临床症状、体征及病机分析，本病与肺部内脏神经及自主神经功能性失调而过度兴奋有关，故治疗方法为抑制法。以抑制法Ⅰ型手法重而较强烈的刺激，抑制神经过度兴奋的信号，通过神经系统自身的调控作用使局部的疼痛症状得到解除。

（一）具体操作

（1）局部性穴位用抑制法 I 型手法。以缓慢捻进法进针，进针后不间断捻针，运针 1 分钟左右，要求产生针感传导。留针 15~20 分钟，其间行针 1~2 次。腰背部的穴位可配以温和灸法、TDP 照射，每次每穴 10~20 分钟。

针气户穴（图 5.21.2），局部可有酸、麻、胀感，并扩散至胸部、肩部。

针定喘穴（图 5.21.3），局部有酸、麻、胀感，并扩散至周边。

针肩中俞穴（图 5.21.4），局部出现酸、麻、胀感，并向脊柱上下部扩散，有时也会向前胸胁肋部传导。

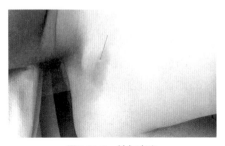

图5.21.2　针气户穴

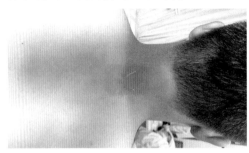

图5.21.3　针定喘穴

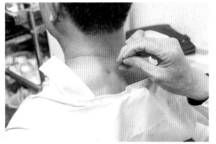

图5.21.4　针肩中俞穴

（2）全身性穴位均用抑制法 I 型或 II 型手法。以缓慢捻进法进针，使针感逐渐增强，并不断向远端放散，产生较重而舒适的酸、麻、胀或触电样感觉。留针 15~20 分钟，其间行针 1~2 次。

针尺泽穴（图 5.21.5），可有酸胀、触电样针感，并扩散至前臂。

针列缺穴（图 5.21.6），局部有酸、麻、胀感，加强针感可使针感扩散至手腕及手背部。

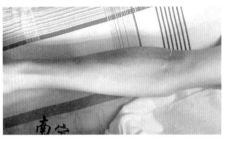

图5.21.5　针尺泽穴

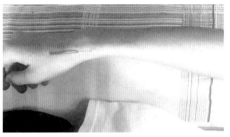

图5.21.6　针列缺穴

针合谷穴（图 5.21.7），局部有酸、麻、胀感，并向手腕、食指扩散。

（二）疗程

一般在哮喘发作时针灸治疗，每日 1~2 次。本病以针灸治疗效果较好，一般经过 3~5 次的针灸治疗哮喘症状就可有明显改善。康复后亦可继续使用针灸巩固治疗，每日 1 次，10 次为 1 个疗程。一般经过 3~4 个疗程的治疗，哮喘发作的次数可明显减少。

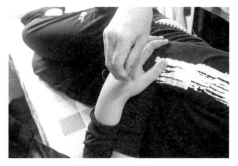

图5.21.7　针合谷穴

六、注意事项

（1）饮食宜温热、清淡、松软，少食多餐。除了忌食会引起过敏或哮喘的食物，还应对其他食物忌口。在哮喘发作时，应少吃胀气或难消化的食物，如豆类、山芋等，以避免腹胀压迫胸腔而加重呼吸困难。忌吃（或少吃）鸡蛋黄、公鸡、肥猪肉、羊肉、狗肉、海鱼、蛤类、蟹、虾、木瓜、韭菜、金针菜、笋（或笋干）、落花生、咸菜、辣椒、胡椒、糖精、香精、色素、巧克力、雪糕、汽水、酒、咖啡、浓茶等。

（2）保持家居清洁，避免养小动物，吸尘打扫时应避开患者，避免使患者接触过敏原。

（3）适量运动，注意做预防性措施，如运动前喷气管扩张剂，避免太剧烈的运动。

第二十二节　视神经萎缩

一、疾病概述

视神经萎缩（optic atrophy）是指任何疾病引起视网膜神经节细胞及其轴突发生病变，致使视神经全部变细的一种形态学改变。一般发生于视网膜至外侧膝状体之间的神经节细胞轴突变性。视神经萎缩是视神经病损的最终结果，表现为视神经纤维的变性和消失，传导功能障碍，出现视野变化，视力减退并丧失。一般分为原发性和继发性两类。前者视盘境界清晰，生理凹陷及筛板可见；后者视盘境界模糊，生理凹陷及筛板不可见。

二、主要症状和体征

视神经萎缩的主要表现为视力减退和视盘呈灰白色或苍白色。视盘周围神经纤维层病损时可出现裂隙状或楔形缺损，前者变成较黑色，为视网膜色素层暴露；后者呈较红色，为脉络膜暴露。如果损害发生于视盘上下缘区，则更易识别，因该区神经纤维层特别增厚；如果病损远离视盘区，因这些区域神经纤维层变薄而不易发现。视盘周围若伴有局灶性萎缩，常提示神经纤维层有病变，乃因神经纤维层在该区变薄所致。眼底检查可见视乳头颜色为淡黄色或苍白色，视盘境界模糊，生理凹陷消失，血管变细等。

三、中西医对该病的病机认识

（一）中医病因病机

视神经萎缩在中医学属于"青盲"范畴，病名首见于《神农本草经》。《证治准绳·杂病·七窍门》中记载本病的病因为"元府幽隧之源郁遏……一曰神失，二曰胆涩"。本病病因可归纳如下。

（1）情志不舒致使肝气不畅、经络阻滞，目郁窍闭则视物不清。

（2）先天禀赋不足致使肝肾两亏、精血亏少，难以荣润眼目，眼目失养则视物不清。

（3）久病过劳致使气血不足，目不得荣、目窍萎缩则视物模糊。

（4）头眼外伤致使眼目受损、脉络瘀阻、目窍闭塞则视物不清。

证候分为肝郁气滞型、肝肾不足型、气血两虚型、气血瘀滞型，治疗上主要针对证候类型进行辨证论治。《针灸甲乙经》中记载：青盲，远视不见承光主之。《备急千金要方》中记载：商阳、巨髎……主青盲无所见。由此可见，中医治疗视神经萎缩很早就采用了针刺疗法。眼与经络在病理、生理上联系密切，十二正经和奇经八脉中的大多数都有分支到达头面部，五脏六腑之精气也是通过经络注入眼中，故针刺相应穴位可以调和阴阳、疏通经络，从而起到开窍明目的效果。

（二）西医病因病机

1.原发性视神经萎缩

原发性视神经萎缩常因球后视神经炎、遗传性视神经病变（Leber病）、眶内肿瘤压迫、外伤、神经毒素等原因所致。这些病变发生在眼球后部。

2. 继发性视神经萎缩

继发性视神经萎缩常见的有视乳头炎、视乳头水肿、视网膜脉络膜炎、视网膜色素变性、视网膜中央动脉阻塞、奎宁中毒、缺血性视乳头病变、青光眼等。

3. 颅内病变

颅内炎症如结核性脑膜炎或视交叉蛛网膜炎可引起下行性视神经萎缩，如炎症蔓延至视乳头则可表现为继发性视神经萎缩。颅内肿瘤所产生的颅内压升高可引起视乳头水肿，后形成继发性视神经萎缩。

四、选用穴位及定位图解

（一）穴位选用

本病属于眼部神经功能性失调引起的病变，以局部性取穴结合全身性取穴为主。按系统疾病分区选用腧穴的部位：眼部、颈部、腰背部和下肢的穴位。该区域的穴位分类如下。

（1）全身性穴位：大杼、肝俞、胆俞、肾俞、足三里、光明、阳陵泉、太冲、足临泣等。

（2）局部性穴位：四白、攒竹、太阳、阳白、球后、承泣、睛明、风池、天柱、完骨、新设等。

（3）局部每次取 2~3 个穴，远端 1~2 个配穴，予强刺激，得气后留针，要求有较强针感。

（二）穴位定位

头面部穴位（图 5.2.1）、颈部穴位（图 5.2.2）、腰部穴位二（图 5.2.4）、下肢穴位二（图 5.2.6）。

五、操作手法图解

根据临床症状、体征及病机分析，本病与眼部神经功能性失调有关，故治疗方法局部以兴奋法为主。用兴奋法 II 型手法以活跃神经功能，四肢用抑制法 II 型手法重而较强烈的刺激，通过中枢神经系统自身的调控作用使局部神经处于兴奋 – 抑制的良性平衡之中，从而逐步恢复视力的功能。

（一）具体操作

（1）局部性穴位用兴奋法 II 型手法。以快速刺入法或刺入捻进法进针，进针后不间断捻针，运针 10~15 秒，要求产生针感传导。留针 5~10 分钟，其间行针 1~2 次。

针睛明穴（图 5.22.1），局部有酸胀样针感，并扩散至眼周。

针球后穴（图 5.22.2），局部有酸、麻、胀样针感，并扩散至眼周。

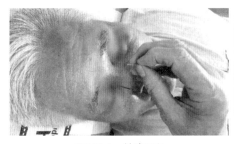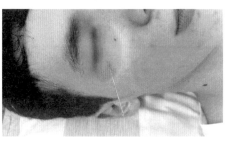

图5.22.1　针睛明穴　　　　　　　　　图5.22.2　针球后穴

针完骨穴（图 5.22.3），局部有酸、胀、麻感，并扩散至半侧面部。

（2）全身性穴位均用抑制法 II 型手法。以缓慢捻进法进针，使针感逐渐增强，并不断向远端扩散，产生较重而舒适的酸麻胀或触电样感觉。留针 15~20 分钟，其间行针 1~2 次。腰背部的穴位可配以温和灸法、TDP 照射，每次 15~20 分钟。

针光明穴（图 5.22.4），局部有酸、麻、胀感。

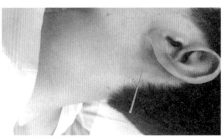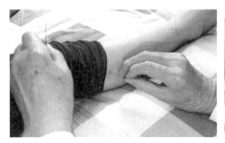

图5.22.3　针完骨穴　　　　　　　　　图5.22.4　针光明穴

针阳陵泉穴（图 5.22.5），局部有麻胀感，并向小腿直至足跟、足底扩散。

针足临泣穴（图 5.22.6），局部有酸、麻、胀感，并扩散至足背部及足趾。

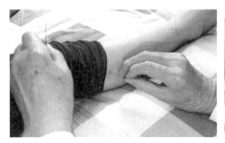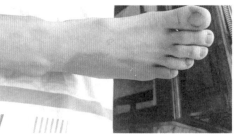

图5.22.5　针阳陵泉穴　　　　　　　　图5.22.6　针足临泣穴

（二）疗程

每日 1 次，10 次为 1 个疗程。本病以针灸治疗效果较好，但因患者体质及病程的差异，需要的疗程也不一样。发病即及时针灸的，一般经过 1~2 个疗程的治疗病症就可有明显改善。

六、注意事项

（1）清淡饮食，起居有节，注意用眼卫生，不可久用目力。

（2）做眼保健操，按摩眼部周围穴位，如上睛明、丝竹空、承泣、养老穴等。亦可配合自行按摩肾俞、足三里、光明、涌泉等强壮穴。

（3）外出最好有人陪同，以防止跌倒、碰伤。

结　语

　　本书用了较多的篇幅来介绍朱琏针灸的师门传承、推广和研究的历程，主要是想通过参考和借鉴石家庄博物馆朱琏革命历史档案及中国中医科学院针灸研究所的部分建所资料，还原朱琏针灸理论形成的历史背景，分析其成因和临床推广及研究的价值。同时系统地介绍朱琏针灸的理论体系，并阐明其与传统针灸的关系，旨在突出其独特的临证思路。为了让读者能更方便、更直观地学习和掌握朱琏针灸，由朱琏嫡传弟子全国名老中医韦立富亲自示范，以大量的临床诊疗操作图片，通过手法分解的方式，生动展现朱琏针灸的临床特色及其在病症诊疗上的具体运用。另外，还重点介绍了朱琏针灸的常用穴位和新发现的穴位，从定位、局部解剖、主治病症、现代研究及配伍等方面较为全面地介绍和分析它们的临床运用。我们尽可能选用一些实际临证的患者治疗图片，希望能让读者更通俗易懂地从整个诊疗过程上来把握一些常见、多发疑难病症的针灸治疗。书中的图片几乎都是韦老门诊的具体病例，在拍摄时考虑到既要保护患者隐私，又不能影响针灸操作，不可避免地会有一些瑕疵，如镜头不正、光线不够、部分模糊、部分重复，甚至在后期制作时图片有些还会失真等，我们尽可能用简练的文字配以说明，望广大读者在阅读时能图文结合来理解。

　　本书介绍的疾病治疗部分，病名、病机及分类的内容主要参考了现代通用中西医内科学、神经病学、骨伤科学、部分妇科学和五官科学，治疗上主要参考了朱琏编著的《新针灸学》内容。朱琏针灸的临证特点：在病位分析上，按现代疾病分类，按系统、解剖位置、生理功能来进行辨病；在病性分析上，从神经调控、神经生理功能的角度来进行疾病状态学分析；在具体治疗上，按病位分析结果，从神经分布与调控的规律来选用治疗的穴位，遵循局部性用穴与远隔部位的全身性用穴相配合的原则，按病性分析结果确定采取相应兴奋性或抑制性的操作方法。综合来看，朱琏针灸具有选穴范围广、配穴思路清晰、具体用穴灵活、操作简便的特点。应该说，朱琏针灸能更容易地融入现代生物医学的模式，能使广大医疗工作者更方便地进行中西医的临床对话。在大力推行针灸全科化发展的今天，借助朱琏针灸的临证思路和治疗方式，能更快、更好地传承好、发展好中医针灸事业。我们希望该书能成为一本针灸学科技术推广与研究的指导工具书，为针灸医师的临证工作提供良好的服务。

　　本书从开始策划到成书历经 10 个多月，由于编写委员都是临床一线的针灸医师，他们的日常工作非常忙碌，因此能投入其中的精力非常有限，再加上时间仓促，书中如有错漏之处，敬请各位多多指正，不胜感激。

　　　　　　　　　　　　　　　　　　　　　　本书编写委员会

　　　　　　　　　　　　　　　　　　　　　　2019 年 5 月 4 日